松枝亜希子
Matsueda Akiko

一九六〇年代のくすり

保健薬、アンプル剤・ドリンク剤、トランキライザー

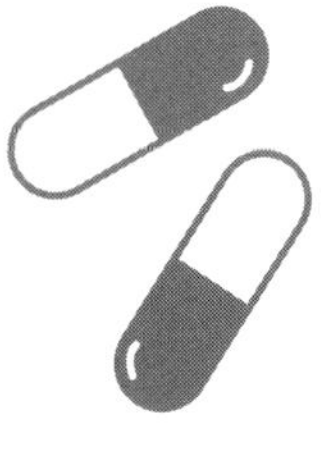

はじめに

本書は、一九五〇年代およびこれ以降から一九七〇年代までの日本国内における医薬品、とりわけ保健薬、アンプル剤・ドリンク剤、市販向精神薬であったトランキライザーなどに着目するものである。これらの医薬品が、当時、製薬企業によってどのように効能効果を宣伝されていたのかや、いかなるさいに服用する医薬品として社会の中で位置づけられていたのかなどを検証する。これらの事例を通して、現在とは異なる過去の医薬品がおかれた社会的状況を考察するのが本書のねらいである。本書で言及しているのは一九四〇年代後半から一九七〇年代後半まではあるが、検証の中心は一九六〇年代であるため、書名にはそのように付している。

本書が分析の対象とする時代の一つ、一九六〇年代は高度経済成長期であり、一九六四年には東京オリンピックが開催された。好景気に湧いており、人々は精力的に働いていた。日常の生活では、大量生産体制のもと大量消費がなされはじめ、戦後直後と比較して物資は行き渡るようになっていた。

高度経済成長期という活気ある熱量をもった社会において、賃金労働に従事する人、育児家事に従事する人などは日々を精力的に過ごしていた。このような日常生活を円滑に進めるための一つの手段として、本書で言及するような医薬品が重宝されていたのである。

たとえば、滋養強壮および疲労回復に効能効果があるとして、総合ビタミン剤や強肝剤[1]などの大衆保健薬[2]が服用されていた。大衆保健薬の広告は、新聞、テレビなど複数のメディアで展開され、これを毎日服用することなどが推奨された。一九六〇年代当時、「広告といえば医薬品」というほど数多くの医薬品広告が社会にあふれていた。これらを通して、製薬企業は日常を円滑に進めるために、大衆保健薬は不可欠であるとくり返し宣伝していたのである。さらにいえば、当時、大衆保健薬は滋養強壮および疲労回復などに効能効果があるだけではなく、リウマチや肝疾患などの疾病にも有効であると市民に向けて宣伝されてもいた。

ほかに、一九六〇年代に服用されていた市販薬にアンプル剤がある。この医薬品は、注射液などを入れるアンプル剤に液状の総合ビタミン剤などを入れたものである。薬局薬店の店頭でストローを使って服用するというテレビコマーシャルが放送されると、実際にまねする人がいた。このような医薬品の新しい服用方法は、多忙で休息が難しいライフスタイルに合致して需要があると雑誌の記事で評価されてもいた。

また、身体の疲労のみならず、精神の疲労を回復する手段の一つとして、市販の向精神薬が宣伝されていた。現在、向精神薬を服用するためには、医療機関などで発行される処方せんが必要である。しかし、当時は「不安や心の緊張をとりのぞいて心身を平静にする、バランスを保つ薬」などと宣伝され、向精神薬の一種であるトランキライザーが市販されていたのである。広告では「バリバリ仕事をするために」服用することなどが宣伝されており、精神のビタミン剤のように位置づけられていた。

このように医薬品が服用されていたいっぽうで、同時代には、サリドマイド製剤やアンプル入りかぜ薬、キノホルム製剤[3]などの医薬品による重篤な健康被害が顕在化した。サリドマイド製剤の被害者によって、はじめて医薬品による健康被害の損害賠償請求が集団提訴によってなされた。これにキノホルム製剤によって引きおこされた健康被害であるスモン（subacute myelo-optico-neuropathy 亜急性脊髄視神経症、略してSMONと表記されることもある）の被害者なども続き、集団提訴が行われた。このように医薬品による健康被害である薬害は大きく社会問題化していったのである。

一九六〇年代七〇年代に社会問題化した薬害や医薬品の副作用について、医師、薬剤師、研究者など多くの論者が言及している。これらに共通して見られる背景の指摘および批判がある。それは次のようなものだ。当時の医薬品の製造承認では、現在ほど厳格な有効性および安全性にかんする科学的根拠をもとめていなかった。このような薬事関連制度を背景に、製薬企業は利益を優先した大量生産を行い、安全性は軽視されていた。このような医薬品をめぐる社会的状況のもと、薬効もあるが副作用もあるという、「薬のもつ本質」「医薬品としての特性」を見誤ったうえで、大量生産大量消費体制によって安全性を軽視した商品化がなされていた。さらには、医療保険制度を利用して、治療における必要性よりも医療機関の利益を優先した、過剰な処方が行われている場合もあった。このような批判である。

高度経済成長期における賃金労働や家庭内労働などによる疲労、日常の体調不良だけが、人びとを医薬品の服用にかりたてたのではない。多くの論者が指摘しているように、製薬企業によるたくみな需要喚起があったことも事実である。「誇大で過剰な医薬品広告」は市民および薬害批判論者からの批判の的であった。

このような医薬品がおかれた社会的状況の中で、さきに述べた大衆保健薬やアンプル剤・ドリンク剤、トランキライザーも販売されていた。集団提訴がなされた薬害などについては、被害実態や訴訟経過、被害者運動など比較的多くの研究や資料がある。本書では、重篤な薬害が顕在化したのとおなじ時代に販売されていた、大衆保健薬、アンプル剤、アンプル剤から派生したドリンク剤、市販向精神薬であったトランキライザーの事例から次のことを明らかにする。それは、現在とは異なる制度のもとで製造承認された医薬品が社会においてどのように位置づけられていたのかや、医薬品の特性を無視していると批判された製薬企業による商品化や需要喚起が実際どのようなものであったのか、などである。なぜなら、これらについて具体的に分析した研究が少ないからである。

本書は、第一章で一九六〇年代七〇年代の医薬品がおかれた概況と本書の目的などについて論じ、第二章、第三章、第四章それぞれで具体的事例の検証をしている。第五章では、薬事関連制度が整備されていった経緯と本書の意義について論じている。よって、本書の第二章から第四章だけを読んでも当時の医薬品がおかれた具体的状況についてはわかる構成となっている。

本書が検証したのは、新聞紙・雑誌などの記事・広告、記録映画、服用者の言説、行政資料などである。具体的なエピソードを豊富に書きこんで、本文で言及した新聞広告などの図を多く掲載している。また、本書は現在でも販売されている特定の医薬品にも言及しているが、これらにたいしてなんら否定的な見解を示すものではない。

本書の執筆は博士学位請求論文を元にしているが、専門書というよりは一般書の様を呈している。現在、医療に従事している人や薬剤師など医薬品を取りあつかう職種の人、および今後このような職業を目指す人に読んでもらいたい。また、読者として、研究者や専門職ではないという意味での一般の人、高校生、大学生も想定している。

現在も薬害が生じているのは周知の事実であり、依然として健康被害を被っている人たちがいる。しかし、現在の薬害と一九六〇年代七〇年代に顕在化した薬害とでは、医薬品がおかれた社会的状況は異なる。もちろん一九六〇年代七〇年代に顕在化した薬害も過去のものではなく、現在も被害者や支援者によって厚生労働省との交渉や薬害教育などの活動はなされている。よって、本書を当時の薬害発生の背景にあった、現在とは異なる医薬品をめぐる社会的状況を理解するための一助にしてもらいたい。

〔注〕

1　ここでいう強肝剤とは、一九五〇年代六〇年代に多くの宣伝がなされ社会に広範に流通していた、おもに飲酒量が多い人を服用対象とした肝疾患の予防薬を指す。「肝臓薬」とも呼ばれた。肝疾患の治療薬ではない。

2　大衆保健薬とは、大衆薬と保健薬を合わせた用語である。大衆薬は市販薬と同義である。市販薬とは、医療機関などで発行される処方せんなしに、薬局などで市民の必要によって購入できる医薬品である。次に、

3

保健薬とは滋養強壮および疲労回復などを目的に服用する医薬品である。本書では、保健を目的にした医薬品と言及しているところもあるが同義である。つまり、大衆保健薬とは滋養強壮および疲労回復などを目的に服用する市販薬である。およそ戦後から一九六〇年代に国内で普及した。

サリドマイド製剤による事故は全世界的に発生したが、国内では一九六一年頃に顕在化した。サリドマイド製剤は鎮静・催眠などの効能効果があり、当時、市販されており、また処方もされていた。サリドマイド製剤を服用した妊娠初期の妊婦の胎児に催奇形性が生じることがあった。服用した人ではなく、胎児に被害を与えるという点は、当時、医療従事者などの専門職によっても想定されていなかった。

アンプル入りかぜ薬は、かぜが流行する一九六五年の二月から三月の一カ月足らずの間に、死亡をふくむ体調不良など一九件の事故を発生させた。原因は被害者の体質によるところも大きかったが、ピリン系薬剤による急性の中毒であった。

スモンは、一九五五年頃から散発した重篤な神経疾患である。症状は激しい腹痛や下痢などの腹部症状、下肢の痺れなどの知覚障害、異常知覚、下肢の筋力低下、視力障害などである。一九六六年から一九七〇年にかけて全国的に多発した。被害者数が約一万二〇〇〇名と同時代に生じた薬害の中でもっとも多かった。キノホルム製剤は市販薬にもふくまれていたが、整腸剤として医師から処方されたものを服用して引きおこされた場合が多かった。

一九六〇年代のくすり

——保健薬、アンプル剤・ドリンク剤、トランキライザー

目次

第一章

一九六〇年代七〇年代の医薬品がおかれた社会的状況と本書の目的

第二章

保健薬ブーム

第五章　一九六〇年代七〇年代の歴史的経緯をふまえて

第一章

一九六〇年代七〇年代の医薬品がおかれた社会的状況と本書の目的

第一節　戦後の薬害の顕在化と薬害批判

第一項　戦後の医薬品の状況

本書は、一九六〇年代七〇年代を中心に医薬品がおかれた社会的状況を具体的事例から明らかにするものである。明らかにする状況とは、現在とは異なる製造承認基準などの薬事関連制度のもとで、薬害批判論者らによって批判された薬効もあるが副作用[1]もあるという医薬品の特性を軽視した商品化が、製薬企業によってどのように展開されていたのか、などである。

まず戦後直後の医薬品[2]がおかれた状況を確認する。一九四七年頃に戦災工場の復旧や増設が落ち着くまでは、全国的に極端な医薬品不足であった。「クスリ」と名がつけば飛ぶように売れ、地方問屋や地方官公立病院の薬局長などがリュックを背負って上京し、製薬企業をたずねて医薬品をもとめる光景が見られた。また、配給ルートを離れた医薬品が高値の闇価格で現金取引されることも多かった（厚生省五十年史編集委員会編 1988）。

販売競争は、戦後の比較的早い時期からはじまって、一九四八年後半から一九四九年にかけて激しくなった。一九五二、五三年頃から大量生産体制が確立されはじめ、販売競争が本格化した（二場 1972a）。戦後、国内の医薬品産業は他産業を上回る成長率を示し、急成長をとげたのである（佐藤 1980）。

さらに、医療保険制度の変遷が医薬品の生産や流通に影響を与えてきた。国家レベルでの医療保険制度が最初に整ったのは、一九二七年に施行された健康保険法だとされる。このさい、保険者は政府または健康保険組合であり、工場・鉱山労働者を強制被保険者とするものであった。当初の被保険者加入者は、人口の数％で二〇〇万人に満たず、人口の過半数を占めた農民は加入していなかった。その後、一九三八年に公布された国民健康保険法は、従来の一部労働者への保障を拡大し、一般国民の健康保険を目的にした。一九四三年には、これへの加入率は推計七〇％以上に達した（美馬 1998）。

一九五六年から厚生省（当時、以下同様）は、へき地医療対策を実施して無医地区にたいする財政援助を行うことにより、山村漁村の住人も診療所などで医療が受けられる体制の整備を推進した。一九五七年には国民皆保険計画を策定した。一九五八年一二月に新しい国民健康保険法が公布されて同制度の基礎が確立し、一九六一年四月より国民皆保険体制が整った。その結果、国民は従来と比較し、少ない負担で医師の治療を受けられるようになった。国民皆保険制度の実施により、国民の衛生保健上のニーズが市販薬から保険医療へと変化していったのである。このことが医薬品の生産にも影響を与えることになった（厚生省五十年史編集委員会編 1988）。

一九五〇年代の医薬品の生産は、市販薬の占める比率が半分をやや上回っていた。たとえば、一九五五年では全医薬品に占める市販薬の割合は五〇％程度であり、医療用とほぼ拮抗していた。国民の生活水準の向上にともない、保健薬・予防薬・栄養剤などの市販薬の需要が高かったためである。市販薬は医療保険制度が整っていなかった時代には、簡便性、経済性という利点から、国民の必需品として深く浸透していた。「富山の薬売り」に代表されるような配置販売という形態も、市販薬の販売や流通を担っていた。これは、交通が未発達で医療機関の診察を受けることが困難であった当時には、合理的な販売方法であったのである（厚生省五十年史編集委員会編 1988）。

しかし、医療用医薬品の市場が拡大したため、市販薬の生産額は医療用医薬品のそれを下回る。一九五六年には、医療用医薬品の生産が全生産額の五三％を占めるようになった（二場 1972b）。

一九六〇年から医療用医薬品生産額の伸び率は市販薬のそれを上回るようになり、以後、総生産額における市販薬のシェア率は年々低下し、一九七一年には二二％になったのである（『医薬ジャーナル』編集部 1972d; 厚生省五十年史編集委員会編 1988）。

第二項　一九六〇年代七〇年代の薬害の顕在化

このような医療保険制度や医薬品生産額の内訳の変遷があったいっぽう、一九六〇年代七〇年代には重篤な薬害[3]が複数顕在化した。

薬学者の高野哲夫がまとめた「戦後薬害問題年表」によると、社会的注目を集めたものとして、一九五六年五月にペニシリン注射によるショック死があった。ペニシリン注射は虫歯治療のさいに化膿止めとして用いたもので、被害者が著名な法学者であったため、マスコミによって大きく報道された。これ以前にも、約一〇〇名が法学者と同様、ペニシリンへのアレルギー反応によって死亡していたことが、学者の死亡を契機に厚生省によって報告され明るみに出た（高野 1981）。

また、一九六一年頃、サリドマイド製剤による事故が世界的に顕在化する。鎮静・催眠効果のあるサリドマイド製剤を妊娠初期の妊婦が服用すると、胎児に催奇形性が生じる場合があることが、西ドイツの医学者 W.Lenz より警告された。国内ではイソミンの名で販売されており、急性毒性が弱く安全な医薬品とされていたため、医師から処方されたり、薬局薬店で市民が自ら購入したりして、精神的不安を抱えた多くの妊婦に服用されていた。国内でこの事故が顕在化したことにより、一九六二年に、厚生省が製造販売の停止を勧告し、製薬企業が販売停止、回収した。一九六三年から被害者および家族によって損害賠償請求の集団提訴がなされ、認定された被害者はおよそ三〇〇人程度となった。

さらに、一九五五年頃から、原因不明の重篤な神経疾患であるスモンが散発しはじめていた。一九六六年から一九七〇年にかけて全国で多く発生し、一九六九年に年間の患者発生数が最高に達した。一九七二年に、疾病の原因が医師から処方されたキノホルム製剤にあることが明らかになり、厚生省は、キノホルム製剤の販売一時停止と使用見合わせの措置をとった。キノホルム製剤は、戦前はアメーバ赤痢などに処方されていた劇薬であったが、戦後、下痢などの胃腸障害にも適応が拡大され、これにより被害が生じた。一九七六年頃に把握されていた被害者数は約一万二〇〇〇名であり、同時代に生じた薬害の中では被害者が一番多かったのである（片平 1977, 1981; スモンの会全国連絡協議会編 1981a）。一九七一年以降、スモン被害者によって集団提訴が行われた。

また、一九七〇年代に入ってコラルジルによる薬害も顕在化した。一九七〇年一一月に、医師らによって、合成女性ホルモンの一種であるコラルジルによる中毒が報告されたのである。この中毒によって生じる燐脂質脂肪肝に約三〇〇名が罹患し、一二名が死亡した。

同時代には、ストレプトマイシンの副作用被害の補償についても提訴がなされた。一九五〇年に抗結核薬として、ストレプトマイシンが使用されはじめた。使用当初から、聴力障害と前庭機能障害という副作用が生じることはわかっていたが、これを認識したうえで、結核患者の多くがストレプトマイシンによる治療を受けた。ストレプトマイシンによる聴力障害が生じた患者は、全国で二万から三万名にのぼったと推定される。一九七一年九月に、この副作用による被害の補償をもとめて、患者家族が、医師、国、製薬企業を提訴することとなった。

また、クロロキンの副作用による被害の補償についても一九七〇年代に提訴された。クロロキンは抗マラリア薬として開発されたが抗炎症作用が認められ、国内では一九五〇年代末頃から、腎炎、リウマチなど慢性疾患の治療に用いられるようになった。その結果、長期連用（長期間にわたる服用）がなされたのである。視力障害が生じるということは、一九三〇年代にドイツで開発された当初から問題になっていた。国内では約三〇〇〇名にのぼる視力障害や失明が生じたとされ、患者によって一九七一年に損害賠償請求が提訴されたのである。

これ以降の一九七〇年代に顕在化した薬害および副作用は非常に多い。高野の年表では一九八〇年までの被害等について詳細にまとめられている[4]（高野 1981）。

第三項　一九六〇年代七〇年代の薬害批判論者

一九六〇年代七〇年代にこのような薬害および副作用が顕在化したことによって、医薬品にたいして否定的な風潮が社会に蔓延し、医薬品への注意喚起を促す書籍などが多数刊行された。医師、薬学者、ジャーナリスト、当事者などによって執筆されたものである。また、行政によって組織された研究班による報告書なども作成された。このような報告書などでは、薬害が発生した背景や被害実態・規模、発生機序などについて分析されたのである。また、集団提訴にいたった薬害については、弁護団などによる経過の記録や裁判資料なども刊行された。さらに、スモンなどの被害者運動については被害者団体による詳細な記録があり、被害当事者および家族による手記なども刊行されたのである。

戦後の薬害関連の著作は、医師の谷奥喜平による『薬禍』（1960）がはじまりだとされる。ペニシリンによるショック死などを事例に、医薬品の乱用を警告する内容だった（高野 1981）。

谷奥につづき、医師、薬学者などが医薬品がはらむ危険性を訴える書籍を刊行した。一九六〇年代には、薬学者であった佐久間昭が、『薬の効用――薬を正しく使うための薬理学』（1964a）、『くすりとからだ』（1969）などを出版している。薬学者の辰野高司は、『日本の薬学』（1967）を執筆し、漢方に精通した伊沢凡人による編集の『薬毒論――その恐るべき実態を告発する』（1967）では、副腎皮質ホルモン剤など多様な医薬品の副作用を警告している。この『薬毒論』に、執筆者として辰野や薬理学者であった田村豊幸らが名を連ねている。田村は、一九七〇年代に『薬は毒だ――副作用・幼児から老人まで』（1977）、『医者の薬――危険のない飲み方』（1978）、『奇形児はなぜ――妊娠してからでは遅すぎる』（1979b）など多数の書籍を刊行した。また、薬理学に精通した医師であった砂原茂一も、『医者とくすり――治療の科学への道』（1970）、『薬　その安全性』（1976）、『医者と患者と病院と』（1983）などを執筆している。[5]

これらに共通しているのは、医師や薬学者が副腎皮質ホルモン剤などの副作用を訴え、容易に入手できる市販薬の乱用や医療機関での不必要な過剰処方に警鐘を鳴らすものであった点である。これらの出版物の中で、医薬品には疾病の治癒や予防などの薬効があるだけではなく、予想外の健康被害などがあることが指摘された。

また医薬品の副作用を訴えるだけではなく、一九六〇年代に広範に普及していた大衆保健薬にたいして、医師の高橋晄正や薬害関連の取材をしていたジャーナリストの平沢正夫、科学者の増山元三郎などが科学的根拠にもとづいて製造承認されていないなどの批判を展開した。大衆保健薬を「無効有害」（薬効がなく害だけがある）だと批判し、『保健薬を診断する――効かない薬効く薬』（1968, 高橋・佐久間・平沢による編集）、『アリナミン――この危険な薬』（1971b, 高橋による単著）などを刊行した。また、彼らは一九七〇年代に「薬を監視する国民運動の会」を組織し、機関誌『薬のひろば』を一〇〇号まで刊行した。[6]

国内ではじめて薬害被害の補償をもとめる集団提訴がなされたサリドマイド製剤による事故については、平沢が『あざらしっ子――薬禍はこうしてあなたを襲う』（1965）や『ママ、テレビを消して サリドマイド――母と子の記録』（1971b）などを刊行しており、被害の実状や訴訟の経緯が記されている。さらに、訴訟支援を行った、ジャーナリストの川俣修壽も詳細な記録を『サリドマイド事件全史』（2010）にまとめている。当事者や家族による手記では、荒井良の『貴（たかし）への手紙――サリドマイド児成長の記録』（1970）、川上美由紀の『わたしは負けない――サリドマイド少女のひたむきな青春』（1981）などがある。このほかにも当事者による手記や訴訟経過などについての書籍が多数刊行されている。[7]

一九六〇年代七〇年代に顕在化した薬害の中で最大の被害者数となったスモンについては、行政によって組織された厚生省特定疾患スモン調査研究班による報告書（1977）や、亀山忠典の編集による一般向け書籍『薬害スモン』（1977）などが刊行されている。行政の研究班のメンバーであった薬学者の片平洌彦は、『構造薬害』（1994）や『ノーモア薬害――薬害の歴史に学ぶ』（1995, 増補改訂版は一九九七年に刊行）などを執筆し、スモンや薬害についての検証を行っている。さらに、被害者運動については、スモンの会全国連絡協議会が編集した集大成『薬害スモン全史』(1981a, 1981b, 1981c, 1986) 全四巻などがある。渡辺理恵子の『愛と闘いの序章――スモンと共に歩んだキャンパスの青春』(1975) や、志鳥栄八郎の『冬の旅――音楽評論家のスモン闘病記』(1976) など当事者による手記も多く刊行された[8]。

また、薬学者の高野らによって一九六一年に結成された「若い薬学者の会」も、スモン訴訟の支援を展開した。高野は、坂本久直との共編著である『裁かれる製薬企業――第2・第3のスモンを許すな』(1975)、『スモン被害――薬害根絶のために』(1979b) を刊行している。これらの書籍の中で、高度経済成長期における製薬企業や厚生省の責任を追及し、市民が安易に医薬品を服用する要因を分析した[9]。

これらの書籍では、重篤な薬害および副作用の実態が訴えられ、これらを生じさせたとして医療機関や製薬企業による利益優先の経営や厚生省の責任が告発されたのである[10][11]。

薬害批判論者の分析や個別の薬害の検証において、薬害発生の背景や要因として指摘されているのは次のようなことである。当時の厚生省は医薬品の製造承認にかんして厳密な科学的根拠をもとめていなかったこと、当時の医療保険制度を利用して医療機関の経営のために過剰な医薬品が処方投与されていたこと、製薬企業は利益を優先し、大量生産を行っていたこと、健康不安をあおるものや不要な服用、長期連用などを促す医薬品広告が多数あったこと、そして乱用など市民による過剰な誤った服用があったことなどである。

第四項　一九六〇年代七〇年代の薬害についての社会科学的分析

このような医師や薬学者、ジャーナリスト、当事者などによる分析やルポルタージュのほかに、一九六〇年代七〇年代の薬害について社会科学的研究もなされた。社会学者の飯島伸子は、片平らとおなじスモン研究班に属し被害実態等について検証した。[12]ほかに、当時の薬害について社会科学的に検証した『薬害の社会学――薬と人間のアイロニー』（1986、以下『薬害の社会学』）が一九八〇年代に刊行された。編者は社会学者の宝月誠である。企業逸脱や薬害裁判など多様な視角から薬害をめぐる諸問題について、複数の研究者が執筆している。

この本に所収されている宝月の論文は、「製薬企業の世界――企業逸脱としての薬害の発生」（第三章）である。この論文では、薬害を企業逸脱の一つととらえ「『薬害』の悲劇をもたらす一方の当事者である製薬企業を取りあげ、『薬害』を生み出す企業行動の様相と組織内過程について」（宝月 1986a: 9）述べられている。

宝月は論文の主眼について、「製薬企業において、クスリの安全性が軽視ないし無視される事態がどのような環境や過程の中で起こりやすいのかを明らかにすることである」（宝月 1986b: 101）と述べている。企業逸脱を「合法的な企業の成員が彼らの職務を通じて企業のために行なう活動の中で、他者から社会的非難をまねく行為」（宝月 1986b: 104）と定義したうえで、製薬企業の企業逸脱を生み出す要因として、「『組織内の自己規制力』と『環境を自社に少しでも有利なものにしようとする働きかけ』」（宝月 1986b: 129）の二つが重要であり、これらが薬害を発生させる重要な契機となることを明らかにした。

また本書の中でスモンに焦点を当てたものに、社会学者の栗岡幹英の二本の論文「薬害被害者の意味世界の諸相」（第二章）と「薬害における逸脱と裁判」（第六章）がある。[13] 前者の論文では、「クスリの安全性の無視や軽視の結果がどのような悲劇をもたらすのかを具体的に知ってもらうために、『被害者』の観点から彼らの手記を用いて、彼らのリアルな生活史と薬害への対処の過程」（宝月 1986a: 9）を明らかにしている。

社会的役割を中心概念に複数の手記を読み解いていくことによって、役割変遷について次のようなおなじパタンが存在すると栗岡は指摘する。「すなわち、『健常な社会人』であった主体が、スモンに罹患することによって『スモン患者』の役割を強いられ、やがてキノホルム原因説が社会的に認められて後は『キノホルム被害者』としてふるまい、さらに裁判所への提訴その他の運動に参加することで、『薬害告発者』として自己形成を遂げるのである。手記にみるかぎり、多くのキノホルム中毒者の生活史は、このパタンの例ないしその変種として理解できると思われる」（栗岡 1986: 60-61）。主体はこのような変遷をいくども経て、意味世界を再構築していくという。

また、論文「薬害における逸脱と裁判」では、「薬害の被害者が企業や国に向けて行なった裁判闘争を取り上げ、彼らが『加害者』としての企業や国をどのように告発し、それに対して企業や国がいかなる対応を示したか」（宝月 1986a: 10）を明らかにしている。

この論文では、「薬害事件における逸脱を、単に健康を破壊する物質をクスリとして製造・販売することに見出すのでなく、むしろその後の加害者と被害者の相互作用過程——その主たるものは裁判と交渉であるが——で生起するとみなす立場から、スモン事件の場合を考察」(栗岡 1986: 189) するとして、逸脱者の生成の問題に焦点を定めている。

「裁判とは、単に過去の出来事の確定と評価の場ではなく、まさにそこで逸脱と統制の主体が生成する場なのである。この生成の過程ではじめて、薬害は逸脱行動の結果として現れ、企業犯罪が成就する。ここに、スモン裁判の薬害裁判としての重要性をみるべきであろう」(栗岡 1986: 209) と一連の裁判を評価している。

医師や薬学者、ジャーナリスト、当事者などによる薬害および副作用の告発、被害実態などについての検証に加えて、宝月らの研究は企業逸脱や薬害被害者の意味世界の構築といった視角から、一九六〇年代七〇年代に顕在化した薬害の背景にある問題を浮き彫りにしたのである。[14]

第二節　本書の目的および分析した資料と構成

第一項　本書の目的

さきに述べたように、一九六〇年代七〇年代には、薬害および副作用の告発や被害実態の調査、訴訟経緯、薬事関連制度や製薬企業への批判などについての書籍の刊行などが相ついだ。さらには、これらの分析や指摘をふまえて、企業逸脱としての薬害の分析や薬害訴訟なども社会科学的に検証されてきたのである。

一九六〇年代七〇年代における薬害の発生についての高野の見解は次のようなものである。「医薬品による有害作用、もしくは薬害の発生が、医薬品の安全性を確保しないままに、大量生産＝大量消費という一般商品なみ、あるいはそれ以上の方法で需要喚起が行なわれたことによる」（高野 1981: 119）。

当時、製造承認などの薬事関連制度において、現在ほど厳密な科学的根拠はもとめられていなかった。このように承認された医薬品を、製薬企業は健康被害が生じることもあるなどの特性を考慮せず需要喚起を行った。誇大な表現などが用いられた医薬品広告が社会に氾濫していた。そのような製薬企業による効能効果などについての宣伝を市民はうのみにし、医薬品を服用していたのである。このような医薬品がおかれた社会的状況が重篤な薬害を発生させた背景にあり、問題だと高野は指摘する。

高野のほかにもこの点を指摘している論者は多い（伊沢編 1967; 高橋ほか編 1968; 太田 1979）。この点について、サリドマイド事故やスモンなど集団提訴がなされ社会問題化した薬害については、被害実態や発生機序、訴訟経過、被害者運動などについての研究や資料があり、比較的検証されてきたといえる。

しかし、多くの専門家や論者が問題性を指摘した、「厳格な科学的根拠にもとづかない製造承認」「医薬品の特性を軽視した商品化」「誇大で過剰な医薬品広告」「大量生産大量消費体制」などといった状況が具体的にどのようなものであったか、についての検討は少ない。

そこで本書では、これらの現在とは異なる医薬品がおかれた社会的状況を明らかにする。現在ほど厳密な科学的根拠がもとめられていなかった薬事関連制度とはいかなるものか、医薬品の特性を軽視してどのように製薬企業は宣伝し販売していたのか、不要な服用や長期連用を推奨した市民への需要喚起は実際にどのようなものであったのか、などを具体的事例から検証する。

そのため、本書では、先行研究によって批判された、医療保険制度を利用した医療機関の利益を優先する処方が、実際どのように行われていたかといった点については検証できていない。しかし、これが重要な論点であることは明らかである。本書では、さきに示した論点を明らかにするために、医療保険制度下における処方の事例ではなく、当時の製薬企業による商品化が顕著である事例、市民に向けて直接、需要喚起した事例を中心に検証する。

本書で検証するのは、大衆保健薬、アンプル剤・ドリンク剤、トランキライザーの事例である。なぜなら、これらは有効性にかんして科学的根拠などが確立されないまま市民にたいして大々的な需要喚起が行われていたり、医薬品の特性を軽視した商品化などが行われていたりした事例だからである。

保健を目的にした市販薬[15]、大衆保健薬とは総合ビタミン剤などを指す。当時の市販薬の生産の多くを占め、新聞やテレビを利用した宣伝が数多くなされていた医薬品である。現在、保健を目的にした市販薬は、滋養強壮および疲労回復に効能効果がある医薬品として販売されている。しかし、一九五〇年代六〇年代はリウマチや肝疾患などの疾病にも効能効果があると製薬企業は宣伝しており、これを目的に医療機関でも処方される場合があった。現在も販売されている保健を目的にした市販薬もあるが、当時、製薬企業によってどのように効能効果が宣伝され、いかなる場面での服用が推奨されていたのかを確認する。

　また、アンプル剤・ドリンク剤といった医薬品の薬効よりも形状に着目して開発された医薬品もある。この事例はまさしく「医薬品の特性を軽視した商品化」に該当するが、製薬企業はどのように販売戦略を展開し、これらを受けて市民はいかなる場面で服用していたのかなどを検証する。

　さらに、当時、トランキライザーと呼ばれた向精神薬の一種である抗不安薬は、現在は服用するためには、医療機関での処方が必要である。しかし、一九七〇年代はじめまでは市販もされていた。さきに述べた、保健を目的にした市販薬が広範に流通していた社会において、トランキライザーは精神のビタミン剤を彷彿させるような販売戦略がなされていたという事実がある。このことを確認する。さらに、なぜ市販薬が規制されたのかを検証し、当時、トランキライザーのなにが問題点と見なされたのかを考察する。

　これらの医薬品は、一九五〇年代および一九七〇年代にかけて社会に広く流通し、市民への大々的な需要喚起や「医薬品の特性を軽視した商品化」などがあった事例である。科学的根拠があいまいな効能効果の宣伝がなされていたなど、現在から見れば、当時の医薬品は有効性および安全性などが十分に確保されていなかったといえる。後にくわしく述べるが、結果、重篤な事故につながった事例もある。このような医薬品がおかれた社会的状況を明らかにすることで、当時、市民にとって医薬品がいかなる意味をもっていたのかを検証する。さらに、これを理解することが薬害を発生させた社会的背景への理解を深めることにもなるからである。

第二項　研究の方法

本書では具体的に次のような点を明らかにする。当時の薬事関連制度は実際にどのようなものだったのか。製薬企業は自社の医薬品をどのように市民や医療従事者に宣伝していたのか。厚生省は製薬企業の宣伝にどのように対応したのか、またはしなかったのか。新聞や一般雑誌の記事では検証する医薬品がいかに紹介されていたのか。本書で言及する医薬品を市民はいかなる場面で服用したのか。これらは市民や専門家によってどのように評価されていたのか、などである。これらを検証することで一九六〇年代七〇年代を中心とした医薬品がおかれた社会的状況の一端を明らかにできる。

さきの点を明らかにするために歴史資料を用いた言説分析を行う。分析の対象は、一九五〇年代から一九七〇年代の新聞紙および一般雑誌、医薬品関連の専門誌、市民運動の機関誌などに掲載された記事・広告、医学・薬学関係者が執筆した一般向け書籍、厚生省通知をふくむ行政資料、国会議録などである。

具体的な資料の選出方法は次のとおりである。新聞記事については、読売新聞、朝日新聞および毎日新聞のデジタルデータから検索ワード機能を使用して記事を選定した。この三紙は購読者数から考えても当時の新聞紙の主要な媒体だからである。新聞広告については読売新聞から引用した。

一般雑誌の記事については、『大宅荘一文庫雑誌記事索引』の【科学】〈医薬学〉「薬一般」および【経済】〈医薬品〉「医薬品業界」の項などから選出した。これらに加え、特定の読者を想定している雑誌として、文芸誌である『文芸春秋』、婦人雑誌である『婦人公論』、受験生を読者対象とした『蛍雪時代』から記事および広告を検索した。『蛍雪時代』は所蔵資料の制約から一九五五年から一九五七年のみ閲覧した。専門誌については『月刊薬事』（一九五九年創刊）、『医薬ジャーナル』（一九六五年創刊）、行政資料は『薬務公報』、市民運動の機関誌は『薬のひろば』（一九七一年創刊）などを参照した。

さらに、医学・薬学関係者が執筆した一般向け書籍や、医薬品の歴史的変遷が記載されている製薬企業のホームページなども参照した。

行政資料の『官報』はデータベースを利用し、国会会議録については、国会会議録検索システム（http://kokkai.ndl.go.jp/）を利用して該当期間の資料を収集した。

製薬企業による効能効果の宣伝を市民がうのみにしていなかった場合もある。また、製薬企業やマスメディアが推奨する服用の目的と、実際の市民の服用目的や服用場面とは必ずしも一致しない。さらに、参照できた服用者の言説にかんする資料は少なく本書の限界である。しかし、これらの資料から、薬事関連制度や製薬企業による宣伝、マスメディアによる紹介、服用者の言説などを検証して、当時の医薬品がおかれていた社会的状況の一端を明らかにできると考えている。

第三項　本書の構成

本書は次のような構成になっている。

第一章では、本書が分析対象とする時代の医薬品をめぐる状況の概略および顕在化した薬害、先行研究、本書の目的、研究の方法などについて述べている。第二章、第三章、第四章では、製薬企業による宣伝やメディアでの紹介、行政による広告および販売の規制などの具体的事例から、対象とする医薬品の当時の社会的位置づけを検証している。第五章では、一九六〇年代七〇年代になされた厚生省による有効性および安全性確保のための整備を確認し、本書で検証した歴史的経緯の今日的意義について考察している。

よって、第一章をとばし、第二章から読みはじめて、第三章、第四章へと読み進めてもらっても、一九六〇年代七〇年代の医薬品がおかれた社会的状況はわかる構成になっている。また事例を読んだ後で第一章へ返ると、当時、医薬品をめぐる状況においてなにが問題視されていたのかを把握できる。また、第五章を読むことによって、事例で検証した状況がどのように規制されていったのかがわかり、そこからわれわれはなにを学ぶべきなのかについての考察を深めることができる。

具体的にそれぞれの章は次のような内容になっている。

本章、第一章は「一九六〇年代七〇年代の医薬品がおかれた社会的状況と本書の目的」と題して、まず、戦後の医薬品の状況と関連制度および一九六〇年代七〇年代に顕在化した薬害について確認した。医師や薬学者、ジャーナリストなどは薬害の検証を通して、一九六〇年代七〇年代の薬事関連制度や医薬品の特性を軽視した需要喚起、医薬品広告の氾濫などを批判している。しかし、それらの多くは論者の印象や概略への言及にとどまり、実際はどうであったのかという具体的検証は、重篤な薬害を生じさせた特定の医薬品をのぞいて、なされていないことを指摘した。そこで、本書では、大衆保健薬、アンプル剤・ドリンク剤、トランキライザーといった限られた事例からではあるが、論者らが批判した点を具体的に明らかにすることを述べた。

「第二章　保健薬ブーム」では、保健を目的にした医薬品が当時どのように製薬企業から宣伝され販売されていたのかや、いかに社会に位置づけられていたのかを、総合ビタミン剤ブーム、強肝剤・肝臓薬ブームなどの事例から検証している。ここで言及している保健を目的にした市販薬は現在も販売されているものもあるが、当時は現在とは異なる効能効果が宣伝されていたことがわかる。また、当時の薬事法の目的や医薬品広告の規制、販売制度など、戦後から一九六〇年代にかけての医薬品関連制度についても検証し、医薬品が現在とは異なった社会的状況におかれていたことを確認する。

「第三章　アンプル剤・ドリンク剤ブーム」では、一九六〇年代前半にブームを形成した市販薬であるアンプル剤やドリンク剤の事例を検証する。なぜなら、薬害批判論者が問題の一つとして指摘した「医薬品の特性を軽視した商品化」などが展開されていた象徴的な事例だと考えるからだ。アンプル剤やこれから派生したドリンク剤は、どのように宣伝され販売されていたのかを検証する。さらに、流行していたアンプル入りかぜ薬による事故に行政はいかに対応したのか、その対応は医薬品のどのような点を見直すことにつながったのか、などを確認する。

「第四章　精神のビタミン剤——トランキライザー」では、現在は医療機関での処方が必要な向精神薬が、過去には市販されていた事例を検証する。向精神薬の一種である抗不安薬は、一九五〇年代六〇年代に、マイナー・トランキライザー、あるいはトランキライザーと呼ばれて市販もされていた。

当時、総合ビタミン剤などの大衆保健薬がブームを形成する中、トランキライザーは製薬企業によって、精神のビタミン剤を彷彿させるような宣伝がなされていたのである。この事例から製薬企業によるトランキライザーの需要喚起の実際を検証する。さらに、トランキライザーの販売規制の経緯を検証し、市販のなにが問題視され対処されたのかを考察する。

「第五章　一九六〇年代七〇年代の歴史的経緯をふまえて」では、研究者や薬害批判論者らによって批判された有効性および安全性の確保が不十分な薬事関連制度が、薬害の顕在化や市民などからの批判の高まりを受けて、一九六〇年代七〇年代にいかに整備されていったのかを確認する。この時代になされた多様な規制が不十分ではあるにせよ、現在へと通じる医薬品の有効性および安全性を確保するための礎を築いたのである。さらに、本書で一九六〇年代七〇年代の現在とは異なる医薬品がおかれた社会的状況を検証した今日的意義について考察する。

〔注〕

1　医薬品には、使用によって期待される効果、薬効（主作用）とそれ以外の効果、副作用という二つの側面がある（川西正佑 2017）。本書では、医薬品による健康被害についても副作用を用いている。

2　現在、医薬品の種類は、医薬品、医療機器等の品質、有効性及び安全性の確保等に関する法律にて定められている。医療用医薬品、要指導医薬品、一般用医薬品、薬局製造販売医薬品に区分されている。医療用医薬品の定義は、医師・歯科医師によって使用され、またこれらの者の処方せん・指示によって使用されることを目的とする医薬品である。原則として、医療保険の適用対象となり薬価基準に収載される。要指導医薬品および一般用医薬品は、服用したい者が自分の判断で購入し使用することを目的にした医薬品である。薬局薬店では市販薬および大衆薬などの名称で販売されている。薬局製造販売医薬品は、薬局の設備などで製造し、需要者に販売などする医薬品である（薬事衛生研究会編 2015）。本書が対象とする時代は現在とまったくおなじ区分ではなかった。第五章でくわしく述べているが、一九六七年に製造承認の段階において医療用医薬品と一般用医薬品とが区別されるようになった。

3

本書では、薬害を医薬品による健康被害の意味で用いている。しかし、薬害という用語にはこれ以上の含意がある。

「『薬害』とは、避けることのできない医薬品の副作用とは異なり、医薬品の審査・評価・規則などの体制の不備、あるいは医薬品の有害作用に関する情報伝達が不十分または軽視されて使用された結果生じた健康被害のうち、社会問題化した被害である」（川西正佑 2017: 2）、「医薬品により健康が損なわれた時に、その健康被害および差別による生活上の被害を救済し、補償するよう働きかける訴訟をはじめとする一連の組織的活動をここでは薬害と呼ぶ」（本郷 2021: 134）などと定義されている。これらの定義に共通しているのは、薬害が単なる医薬品による健康被害にとどまらず、被害を社会に訴えて社会問題化させ、また補償等の救済や今後おなじ健康被害を生じさせないための改善策を実現していく活動などの意味もふくんだ用語であるということである。

また、薬害という用語の変遷は、社会学者の佐藤哲彦の検証によれば次のようなものである。「六〇年代の薬害という言葉は、一般的には戦後一気に広まった、農薬などに代表される化学物質の有害性を意味した」（佐藤 2016: 90）。「そのため六〇年代に新聞でサリドマイド被害を薬害と呼ぶことはほとんどなく、薬禍という呼称が用いられている。とはいえ、サリドマイド被害はサリドマイド『禍』であって、その呼称が最も一般的であった」（佐藤 2016: 91）。サリドマイド製剤による健康被害については「事故」や「事件」と言及されているものもあり、本書では引用以外ではサリドマイド事故という表現を用いている。

さらに、佐藤は「薬害が『医薬品による副作用被害』という意味で一般に使用されるようになるのは、実はスモン以降である」と一九七一年の新聞記事を挙げている。「当初は薬禍と互換的に用いられながら」（佐藤 2016: 89）使用されてきたという。一九七〇年代において「薬害とは『副作用』と同義である」（佐藤 2016: 91）。よって、一九七一年以前に顕在化したアンプル入りかぜ薬などによる健康被害については、本書では事故という表現を用いている。

4 ほかに、一九六一年頃に青少年の間で催眠剤の乱用が、一九六〇年代を通してトランキライザーの乱用が問題になった。また、一九六五年にはアンプル入りかぜ薬による事故が生じた。催眠剤、トランキライザーの乱用については第四章で、アンプル入りかぜ薬による事故については第三章でくわしく述べている。

本書が対象としている時期において、催眠などの効能効果がある医薬品は「催眠剤」「睡眠剤」というこの二つの名称で言及されることが多い。けれども、厚生省の行政指導などでは「催眠剤」が用いられていることが多いため、本書では引用部分以外では「催眠剤」に統一して用いている。

また、販売および処方による薬害ではないが、一九六二年二月に、製薬企業が抗ウィルス剤キセナラミンの合成に成功し、これを使用した社員への人体実験がなされたことが発覚した。一七名が肝障害で入院し、うち一名が死亡した（高野 1981）。

5 佐久間はほかに『薬効のうらづけ――薬理学ノート』（1965）などを出版し、田村は『薬害の歴史とその対策（薬品副作用学3）』（1975b）、『その症状は病気か副作用か』（1979a）、『薬は毒じゃない――薬を正しく使うための30章』（1979c）など、一九六〇年代から一九八〇年代にかけて医薬品の副作用への注意を喚起する著作を多く刊行している。

6 高橋らは医薬品の製造承認をするさいに厳密な科学的根拠が必要であると訴える書籍を多く刊行した。高橋の単著では『九〇〇〇万人は何を飲んだか――疑惑の保健薬＝0《ゼロ》とマイナス』（1970）、『くすり公害』

（1971a）、『薬品公害の二〇年――「薬のひろば」活動の記録』（1993）などがあり、高橋と平沢の共著では『あなたは知らない　薬――この危険な副作用』（1972）などがある。

7　川俣が編集したものとして、電子書籍全四巻からなる『サリドマイド事件日誌』（2016）もある。ほかのサリドマイド事故をあつかった書籍には、増山が編集した『サリドマイド――科学者の証言』（1971）、刑事法学者の藤木英雄が木田盈四郎と編集した『薬品公害と裁判――サリドマイド事件の記録から』（1974）、宮本真佐彦の『サリドマイド禍の人々――重い歳月のなかから』（1981）などがある。被害者家族による手記には、飯田進の『青い鳥はいなかった――薬害をめぐる一人の親のモノローグ』（2003）などがある。

海外の文献が翻訳されたものに、H.Sjöström と R.Nilsson が執筆した *Thalidomide and the power of the drug companies*（1972=1973、松居弘道訳『裁かれる医薬産業――サリドマイド』）などがある。

サリドマイド事故関連資料については、立岩真也『病者障害者の戦後――生政治史点描』（2018）の五四頁にある文献リストを参考にした。

8　スモン訴訟について言及したものに、淡路剛久の『スモン事件と法』（1981）、曽田長宗が編集した『薬害――その医学的・薬学的・法学的側面』（1981）、泉博の『空前の薬害訴訟――「スモンの教訓」から何を学ぶか』（1996）などがある。また、医療の視覚から検証したものに、高橋と新聞記者であった水間典昭との共著『裁かれる現代医療――スモン・隠れた加害者たち』（1981）などがある。

被害者運動に焦点を当てたものに、実川悠太の編集による『グラフィック・ドキュメントスモン』（1990）、スモンの会全国連絡協議会の編集による『薬害スモン恒久対策の経過（改訂版）』（2009）などがある。当事者による手記も多く刊行されており、星三枝子の『春は残酷である――スモン患者の点字手記』（1977）、田中百合子の『この命、つむぎつづけて』（2005）などがある。

翻訳されたものに、O.Hansson の *De samvetslösa läkemedelsbolagen: om SMON-skandalen*（1977=1978、柳沢由美子・ビヤネール多美子訳『スモン・スキャンダル――世界を蝕む製薬会社』）、*Inside Ciba-Geigy*

（1989=1989、斉藤正美訳『チバガイギーの内幕――薬害の構造』）などがある。

9　高野は、スモン関連の著作以外に『くすりと私たち――現代日本の薬害問題』（1972）、『日本の薬害』（1979a）、『戦後薬害問題の研究』（1981）、『だれのための薬か――社会薬学序説』（1985）などを刊行しており、戦後から一九七〇年代までに発生した薬害の概要を知るうえでおおいに参考になる。

10　ほかに医薬品の危険性を訴えたものに、日野健の『クスリを告発する――我々の生命を脅かす者は誰か』（1970）、大木幸介の『人間を考えた薬の話』（1973）、太田秀の『くすりの常識』（1979）、薬剤疫学などを専門とする内科医の浜六郎が小川定男と刊行した『クスリへの告発状――誰が薬を毒にしたか』（1976）、おなじく浜の『薬害はなぜなくならないか――薬の安全のために』（1996）、浜と別府宏圀・坂口啓子による編集の『くすりのチェックは命のチェック――第1回医薬ビジランスセミナー報告集』（1999）などがある。

11　ほかに一九七〇年代以降もふくめた、国内の製薬企業による利益優先の経営や厚生省との癒着などを批判するルポルタージュに次のようなものがある。宮田親平の『田辺製薬の「抵抗」』（1981）、安藤正秀と取材集団「R」の『薬品業界・悪の構図』（1982）、高杉晋吾の『黒いカプセル――死を招く薬の犯罪』（1984）などである。

さらに、一九七〇年代以降もふくめて国外の製薬産業の利益優先の経営などを告発するものに次のようなものがある。M.Mintz の *The Therapeutic Nightmare*（1965 = 1968、佐久間昭・平沢正夫訳『治療の悪夢〈上〉――薬をめぐる闘い』『治療の悪夢〈下〉――薬をめぐる闘い』）、M.M.Silverman と L.Philip の *Pills, Profitis and Politics*（1974=1978、平沢正夫訳『薬害と政治――薬の氾濫への処方箋』）、M.Angell の *The Truth about the Drug Companies: How They Deceive Us and What to Do about it*（2004=2005、栗原千絵子・斉尾武郎共監訳『ビッグ・ファーマ――製薬会社の真実』）などである。

12　飯島は、スモン調査の成果を『特定疾患スモン班保健社会学部会研究報告書』（1973）などにて報告している。

13　これらの二つの論文は『役割行為の社会学』（栗岡 1993）に再録されている。

14　ほかに医療社会学的視角から、一九七〇年代以降もふくめた国内の製薬産業の分析もなされている（松山 1995, 2015）。

15　本書では、厚生省の談話や市民運動の批判などにおいて、明確に大衆保健薬という表現で言及されている場合などにはこれを用い、それ以外での言及においては、保健を目的にした市販薬という表現を用いている。大衆保健薬と保健を目的にした市販薬は、おなじ医薬品を指しているが互換的に使用している。

第二章

保健薬ブーム

第一節　保健薬とはなにか

第一項　健康を維持獲得する手段としての保健を目的にした医薬品

本章では、保健を目的にした医薬品は厚生省によってどのような効能効果を製造承認され、それを製薬企業がいかに宣伝していたのか、また新聞や雑誌などでどのように紹介されていたのか、市民はどのような場面で服用していたのかなどを確認し、当時の社会においていかなる医薬品として位置づけられていたのかを検証する。現在も販売されている医薬品にも言及するが、現在流通しているそれらについて否定的な見解を示してはいない。

くり返すが、保健薬とは滋養強壮および疲労回復のために服用する、保健を目的にした医薬品である。この保健を目的にした医薬品は、およそ戦後から一九六〇年代に国内で普及した。これらは、当時、総合ビタミン剤、強肝剤などと呼ばれていたものが該当した。製薬会社は保健薬について「生体本来の機能を損わず、積極的に健康を維持する医薬品」（高橋ほか編 1968: 130）と定義している。製薬企業は健康維持に必須として宣伝し、販売していたのである。

また、大衆保健薬とは「狭義には今日盛んに使われているビタミン剤、強肝ドリンク剤等に限定しての用語のようである」（三宅 1967: 30）とされ、医療機関で処方される薬価収載された医薬品ではなく、薬局薬店の店頭で購入できる保健を目的にした市販薬を指していた[1]。

保健を目的にした医薬品はどのように国内に普及していったのだろうか。終戦直後、市民の多くは食糧不足による栄養失調に苦しんでいた。このような状況のもと、ビタミン剤などの保健を目的にした医薬品は当初は治療のみに用いられていたが、一九五〇、五一年頃から健康増進のためにも用いられるようになったのである。栄養不足の改善や健康維持などを目的に服用され、一九六〇年代には広範に普及した（高橋ほか編 1968; 伊藤 1986; 津田 1997b）。需要があったため、製薬企業も各種のビタミンがバランスよく摂取できる医薬品の開発に力を入れるようになった（山下 2010）。

「大衆保健薬の氾濫」の要因について次のような見解がある。「ことに、明治から戦前、戦争直後にかけて日本人全体の食生活レベルが低かったため栄養のバランスやビタミン欠乏症が多く、これを癒すのに、食生活を改善することより、クスリによっておぎなおうとしたことも、大衆保健薬を氾濫させる要因となったことは否めない」（『人と日本』編集部 1971: 97）。この「氾濫」は国内特有の現象であった。

第二項　先行研究における保健薬ブームが生じた要因の分析

保健薬ブームが生じた背景について、一九六〇年代半ば以降に保健薬批判を行った医師の高橋晄正は次のように分析している。「日本人がクスリに依存することが多くなったのは、……戦後の窮乏のなかで健康に対する関心が、劣悪な状態からの脱出という形で異常に高まってきたことと関係があると思いますね。それが保健薬の大流行の温床になったのはたしかです」（高橋ほか 1971: 62）。「それともう一つマスコミにのせた宣伝攻勢ということもあったわけです」（高橋ほか 1971: 63）。「戦後の心理的虚脱感と、厳しい生活の中で健康への不安におののいていた国民にたいして、それは明るい希望を与え」（高橋 1979: 12）、保健を目的にした市販薬は時代の寵児としてもてはやされた。

一九六〇年代の保健薬ブームについて、社会学者の伊藤公雄は、日本人のクスリにたいする意識の歴史的変遷から次のように分析している。「江戸時代以来のクスリのもつ神秘的な力が商品として爆発的な形で登場するのが、昭和三〇年代のわが国特有といわれる『保健薬ブーム』ということができるだろう。保健薬は、この時代を通じて、年率一五～二〇％というクスリの高率の販売高を中心的に支えたといわれる。こうした傾向は、医家向け医薬品の成長で、『全盛期だった四〇年代初頭の八〇％の水準にとどまっている』といわれる大衆薬消費の現状にあっても、消費者の意識の側からみれば、未だ現存している、といえる」（伊藤 1986: 41）。

しかし、保健薬ブームは薬禍の社会問題化などを契機にかげりを見せる。代わりに一九七〇年代後半から一九八〇年代にかけて「健康食品」「自然食品」ブームが台頭したが、伊藤によればこれも健康至上主義（helthism）の知見からは同じクスリ文化の一つの成れの果てであると分析できるという（伊藤 1986）。

一九七〇年代後半からの高度資本主義国を中心に発生した健康ブームは健康至上主義と呼ばれ、これの背景には、病の細分化による病の社会的生産、個々人の健康への意味付けの変化、消費の対象としての健康といった要因が作用しているという。国内の健康ブームもこうした歴史的文脈上にあると指摘している。[2] そのうえで、日本特有の特徴も見出せるという。「それは、一言でいえば、『神秘性をもった、商品化された手段による防衛的な健康維持』という傾向である。……戦前からの（もっといえば江戸時代以来の）滋養・栄養剤の流行はこうした傾向を代表してきた」（伊藤 1986: 49）。伊藤は保健薬ブームも日本人が「神秘性をもった、商品化された手段による防衛的な健康維持」への傾向をもっているがゆえに生まれたと分析している。

伊藤によれば、健康ブームも現代日本のクスリ文化の一つの成れの果てである。「つまり、一九六〇年代のクスリブームで花開いた『『科学』主義』の時代が、七〇年代に入って警鐘が鳴らされると、今度は、別の手段、より神秘性をもった別のモノを通じた健康の防衛へと向かった、ということにすぎないのではないか。『自然』主義や環境主義への新しい流れは、一方で確かに生じてはいるけれど、根本的には、江戸時代以後のきぐすり屋の伝統、健康維持のための手段としての、神秘的で商品性を帯びたモノへの依存は、基本的には、何ら変更をうけていないのではないだろうか」（伊藤 1986: 53-54）と結論づけている。

さらに、社会心理の視角から津田真人は「大衆保健薬の氾濫」は健康ブームを象徴すると分析している。津田によれば、国内における第四次の健康ブームが一九五〇年代から一九六〇年代はじめにおこった（第一次は一七〇〇年前後、第二次は一八〇〇年代はじめ、第三次は一九〇〇年前後、第五次は一九七五年頃から一九九七年現在までである、津田 1997a）。第四次の健康ブームをもっとも象徴するのが、即効作用を期待した合成製剤である「大衆保健薬の氾濫」である。

一九六一年に医療保険制度が導入されたことを考慮すれば、狭義に「大衆保健薬ブーム」だったといえるのは、一九四〇年代末から一九六〇年代はじめにかけてであるという。この時期の合成薬ブームの中核を担うのはビタミン剤であった。ビタミン剤ブーム自体は、元禄期の「江戸煩い」から明治・昭和初期の「脚気論争」にいたるまで、日本人の健康ブームにもっとも馴染み深いものだという。第四次健康ブームにおけるビタミン剤ブームは、敗戦後の市民の深刻な栄養不足において、食糧供給の遅れを栄養学と工業技術によってすみやかに補充すべくおこったものである。このさいのブームの特徴は、合成製剤であるビタミン剤などが江戸時代の呪術的・神秘的な家伝薬に匹敵する「科学主義という新たな信仰」の対象になったことにある（津田 1997b）。

伊藤および津田の論文では、保健を目的にした医薬品が普及した要因を健康ブームなどに依拠して検証している。つまり、健康ブームを背景に服用する側の傾向、とりわけ「日本人特有」の心的特性が保健を目的にした医薬品を希求したとまとめることができる。

さらに、伊藤および津田の分析では、一九五〇年代六〇年代の普及当初における保健を目的にした医薬品の効能効果は、栄養不足の解消や健康の維持獲得であったと論じられている。しかし実際は、製薬企業は疾病の治療にも効能効果があると医療従事者や市民に宣伝していたのである。第二節では具体例からこのことを確認する。

さらに、先行研究では当時の「大衆保健薬の氾濫」の要因を健康ブームにのみもとめていたが（伊藤 1986; 津田 1997b）、実際は制度品商法という当時の販売制度も大きな影響を与えた。この制度がどのようなものであったのかを第三節で確認するとともに、当時の薬事関連制度の概況など、現在とは異なる医薬品がおかれた社会的状況を検証する。

第二節　保健薬ブームの実際

第一項　総合ビタミン剤ブーム——「生きる希望のシンボル」

ここでは、保健を目的にした市販薬のうちのビタミン剤、総合ビタミン剤などの具体例を検証する。これらは、戦後の混乱期には食料不足に起因する栄養失調を防ぐ砦として位置づけられていた。

ですから当時、栄養という言葉はなににもまして輝きをもった、生きる希望のシンボルでした。栄養剤ビタミンB_1の一本の注射液は明日を生きるための救いの神のようにすら思われていました。一〇アンプル入りのオリザニンレッド（ビタミンB_1注射液の商品名）一箱が宝物のように扱われたのも無理のないことだったのです。

当時の日本人にとってビタミンB1は栄養素のシンボルでした。米食中心の食生活のなかで栄養失調はすなわち脚気と考えられていたし、脚気といえばビタミンB1だとされたからです。ビタミンB1剤は栄養失調恐怖にピッタリの栄養剤だったのです。この宝物のような注射液はもちろん庶民一般が手に入れられるものではなく、ヤミ成金やブローカーと呼ばれた人びとのものでした。……敗戦後の混乱から立ちなおるにつれ、食糧事情が少しずつ改善されてきて、空腹だけはなんとかまぬがれるようになっても、食事の内容は貧しいものでしたから、ビタミン剤にたいする期待感は少しもなくなりませんでした。（太田秀 1979: 153-154）

戦後の食糧不足が解消されていない一九五〇年代において、ビタミン剤、総合ビタミン剤は「生きる希望のシンボル」であった。

戦後、ビタミン剤、総合ビタミン剤は健康維持のために市民に広く服用された。日本でビタミン剤がはじめて作られたのは一九五〇年頃であり、最初はB1とCなどのビタミンの組み合せだった。その後、多様なビタミンやミネラルを加えた総合ビタミン剤が登場したのである。総合ビタミン剤は、どのような時に必要と考えられて市民に服用されていたのか。一九五六年発行の一般雑誌に、「綜合ビタミン剤という薬」という記事が掲載されている。記事の中の小見出し「一日一粒のめば御飯はいらないか」では、総合ビタミン剤を服用するさいの描写がある。

ご主人が亡くなって大勢のこどもさんをかかえた小母さんがあった。……何しろ大家族だし、育ちざかりのこどもたちときているから、大騒ぎして食べさせたあと、さて、自分が箸をとりあげる段になると、おひつがからっぽのことが再三ある。

小母さんはそんなとき、……ねずみ入らずの奥から大事そうに紙に包んだ赤い粒をとりだして、口へほうりこむ。なんと、これが近所の薬屋でバラ売りで売っている綜合ビタミン剤の一粒である。

（これさえ、のめばご飯なんか食べなくても大丈夫！）

ほんとなら、毎日でも一粒ずつのんで、ごはんを倹約したいのだが、なにしろ高い薬だし、それに、毎日のんで、効きすぎても困るというのが、彼女のもっともな意見である。……

しかし、あまりに「神格化」され、新興宗教じみた現在の綜合ビタミン剤ブームについては、作る方も、のむ方も考え直してみたいとおもう。（『暮しの手帖』編集部 1956: 135-140）

この記事に登場する母親は「これさえ、のめばご飯なんか食べなくても大丈夫！」と空腹の自分をなぐさめるのだという。総合ビタミン剤は食事の代わりに栄養が補給できると考えられており、また、ここに登場する母親にとっては「高い薬」であった。

一九六一年に掲載された別の雑誌記事「都会人のアクセサリー保健薬」では、「大人のおやつ」として「最近では、健康な人が健康を保つための薬が、それこそ牛乳なみにひろがっている。総合ビタミン剤、総合強肝剤などに代表される保健薬がそれだ」（『日本』編集部 1961: 150）と紹介されている。また、「気分的なアクセサリー」になっていることが指摘されてもいる。

「保健薬はムードになっている」と宮木氏（引用者注　当時、千葉大学薬学部長の宮木高明）はいうが、いいかえれば製薬会社の宣伝は、風俗的な流行になるほど、消費者の生活のなかにしみこんでいるのだ。

例えば、強肝剤にはしゃれた携帯用のケースがある。これは、あるサラリーマンたちにとっては、しゃれたライターや、キイホルダーなどと同じようなアクセサリーなのである。……

また、強肝剤について、「どのくらいきいたか」という調査では、「きかない」と答えた者は全然いないが、「気分的にきいたと思う」と答えたのが、約四割だそうだが、気分的に、というところなど、いかにも保健薬のムード化を現わしているではないか。（『日本』編集部 1961: 151）

このように、保健を目的にした市販薬を「都会人のアクセサリー」として紹介しているおなじ記事の中で、服用者の言説が「飲んでいると安心」という小見出しで紹介されている。

C氏（28歳・会社員）強肝剤、ビタミン剤とも愛用、「両方とも机の引きだしに入れてありますし、家には、注射液がおいてあります。疲労を感じた場合、理由を考えて使いわけていますが、疲労の解決法がある限り、積極的に利用しなくちゃ損ですね。注射は効果がてきめんでいいんですが、常用すると、心臓を悪くしますね。大学の卒業試験の時にビタミン注射をじゃんじゃんしてたら、心臓に無理がいっちゃって、医者に怒られましたよ。最近、アンプル入りの飲み薬がでましたが、あれも速効性が気にいって会社においています」(『日本』編集部 1961: 152)

当時、総合ビタミン剤は錠剤での販売のほかに注射液での販売もあり、自己注射を行っていた人もいた。[3] 強肝剤については本節第三項にて、「アンプル入りの飲み薬」については第三章にて言及している。

一九五〇年頃に販売されはじめた総合ビタミン剤は、一九五〇年代半ばには高級品ではあれ総合ビタミン剤ブームを作り出した。当時の総合ビタミン剤には、興和化学が販売していたキュー・エンド・ピー・コーワ、三共製薬のミネビタール、塩野義製薬のポポンS、武田薬品のパンビタンM、第一製薬のビタベビーなどがあった(『暮しの手帖』編集部 1956)。

総合ビタミン剤は、「ビタミンの必要性を日本人に広く普及させたという意味で大きな役割を果した」(川崎 1967: 28)。さきに述べたが、一九五〇年代の販売当初、総合ビタミン剤などの保健を目的にした市販薬は、戦後に物資が不足して満足な栄養が得られないさいに健康維持などを目的に服用されていた。

一九六〇年代はじめ、食糧不足は戦後直後と比較して改善されていた。そのため、保健を目的にした市販薬は、栄養不足を補うといった服用の目的に加えて、「大人のおやつ」や「気分的なアクセサリー」などと形容される付加価値が足されたのである。服用者の中には顕著な効果が感じられない人もいたようだが、健康を維持するための「ムード商品」として紹介されていた。購入する経済的余裕があるなら、健康維持のために服用するのがたしなみと見なされた。

総合ビタミン剤と当時の医薬品生産全体との関係でいうと、一九五三年頃から一九六〇年頃にかけて、総合ビタミン剤が医薬品の大量生産体制を率いていた（佐藤 1980）。一九六〇年代に入った総合ビタミン剤の生産では、一九六一年のこれの生産は前年に比べて約三〇％増え、医薬品全体の生産高の約二〇％を占めた。総合ビタミン剤の主力は次節で述べるビタミンB_1誘導体製剤であり、商品でいうと武田薬品のアリナミンが一番売れていた。売れ筋のビタミンB_1誘導体製剤の追随商品が多く出てきて販売競争は激化ししていった（『月刊薬事』編集部 1962, 1964b）。

さらに、一九六二年には医薬品産業全体が増産したが、競争が激化したビタミンB_1誘導体製剤や総合ビタミン剤の内服液への進出などによる「内服薬・保健薬ブーム」によるものであったと考えられる（薬業経済研究所編 1963）。一九六〇年代はじめ「ビタミン会社」として優勢であったのは、藤沢薬品、塩野義製薬、武田薬品、三共製薬、田辺製薬であった。

このように総合ビタミン剤が生産を伸ばした一因は、テレビコマーシャルという強力な宣伝媒体を活用することで大量消費の風潮を作り出し、さらに、スーパーの本格的な進出や医薬品量販店の出現など大量販売体制が浸透したことである（佐藤 1980）。

第二項　ビタミンB_1誘導体製剤

総合ビタミン剤の中でも保健薬ブームをけん引したのが、一九五四年から武田薬品が販売したアリナミンである（北澤 2004）。

アリナミンの主成分はビタミンB_1誘導体である。[4] 一九五一年から、京都大学医学部衛生学教室の当時助教授であった藤原元典と武田薬品総合研究所とが共同で研究開発を行い、天然の物質にふくまれるビタミンB_1誘導体を人工的に合成することに成功し商品化した。当時、武田薬品はビタミンB_1を合成したメタボリンという商品などの販売に力を入れており、「ビタミン屋」を自称していた。一九五四年三月に、アリナミン糖衣錠五mgが販売された。実際には、ニンニクを加工したものではないが、販売当初、ビタミンB_1誘導体は、通称「ニンニクB_1」と呼ばれていた。そのため、アリナミンにはニンニクを彷彿させるイメージがあったのである。

当初は医療機関向けに販売され、売れ行きも好調だった。販売当初の一九五四年一一月から新聞などに広告が掲載された。「神経痛・神経炎・リウマチの新療法」と宣伝され、「のむ量に比例してビタミンB_1が吸収されるので、今まで困難とされていた内服によるビタミンB_1の大量療法が可能になりました」と紹介された（図1）。当時は、医療用医薬品を新聞広告などを利用して一般市民に向けて宣伝することは、法律などによって禁じられていなかった。一九五九年にアリナミンの大量療法がはじまり、武田薬品は医療機関向けにこのキャンペーンを展開した。ビタミン剤による大量療法の道を開いたのはビタミンB_1誘導体製剤である。ビタミンB_1は大量に服用しても一日一〇mg以上は吸

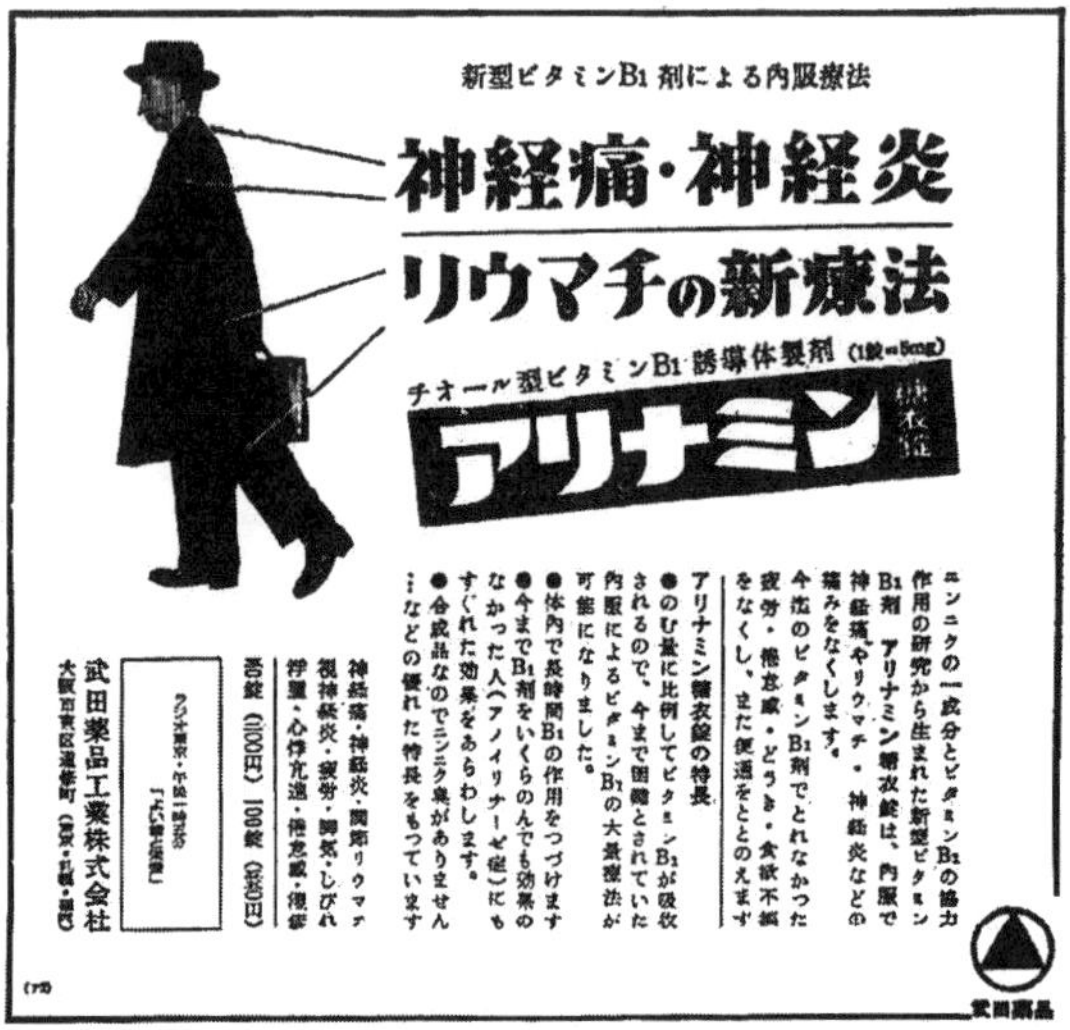

図1　アリナミンの新聞広告①
（『読売新聞』1954.11.24 朝刊、6面）

収されないが、ビタミンＢ₁誘導体は服用した分だけ吸収されると製薬企業が宣伝したからである（高橋 1971b）。

一九六一年には、焙煎コーヒー豆の芳香成分を利用して、ニンニクに似た匂いが改善され、アリナミンFとして販売された。同時に二五mg錠も販売された（山下 2010; アリナミン製薬株式会社 2021）。おなじ年の一一月から俳優の三船敏郎を起用して、「飲んでますか、アリナミン」というキャッチコピーでテレビコマーシャルなどを行い、一般向けの本格的な宣伝がはじまった。武田薬品は、アリナミンの効能効果を一般向けには「疲れにアリナミン」「神経痛にアリナミン」と宣伝していた。また、大型薬局の店頭には「赤玉」と呼ばれたディスプレーが飾られ、夜も目立って好評であった（平沢 1971a; 山下 2010）。

一九六二年には五〇mg錠が販売され、後に大量療法の象徴として、一〇〇mgの錠剤が販売されるなど剤型が大型化していった。注射液も販売された。ニンニクには強壮作用があるという印象が市民の間にあったため、アリナミンのニンニクを彷彿させるイメージが人気に拍車をかけたという。ビタミンB$_1$欠乏症とは脚気のことを指すが、明治から大正にかけては疲れが脚気を引きおこし、ビタミンB$_1$が欠乏するという認識が市民に浸透していた（高橋 1971b）。しかし、一九六〇年代にはビタミンB$_1$欠乏症の発症が大幅に減少したにもかかわらず、ビタミンB$_1$誘導体製剤には需要があったのである。

アリナミンが、ビタミンB$_1$誘導体以外のアリナミン特有の効能効果を広告にうたいはじめたのは一九六〇年頃からである。医療機関で行われていた大量療法では、「アリナミン効果」として「神経炎、神経痛、筋肉痛などに対する神経活動の円滑化と著明な鎮痛効果」「リウマチ性、高血圧性、動脈硬化性その他の心疾患に対する心筋代謝賦活効果」「便秘、術後腸管麻痺に対する腸管ぜん動促進効果」などを挙げていた（高橋ほか編 1968: 36）。

一九六一、六二年頃からアリナミンをふくむビタミンB$_1$誘導体製剤の生産高が錠剤と注射液ともに上昇したという指摘がある。これは一九六一年に国民皆保険制度が導入され、これにより医療機関での処方が増えたことや、大量療法が実施されたことによると解釈されている（高橋 1971b）。おなじ資料によると、ビタミンB$_1$誘導体製剤の錠剤や注射液などを総額した生産高は一九六三年から一九六六年がピークであった[6]（高橋 1971b）。この一連の中で、一九六五年にアリナミンAが市販薬として薬局薬店などで販売されるようになり、いっぽうアリナミンFは医療機関向けの医薬品として薬価基準に収載された（アリナミン製薬株式会社 2021）。

アリナミンは販売当初、疲労や神経痛だけでなくリウマチや心疾患にも効能効果があると製薬企業は宣伝していた。「心筋がエネルギーを生みだすのを助け　心臓の働きをよくするものに　活性ビタ

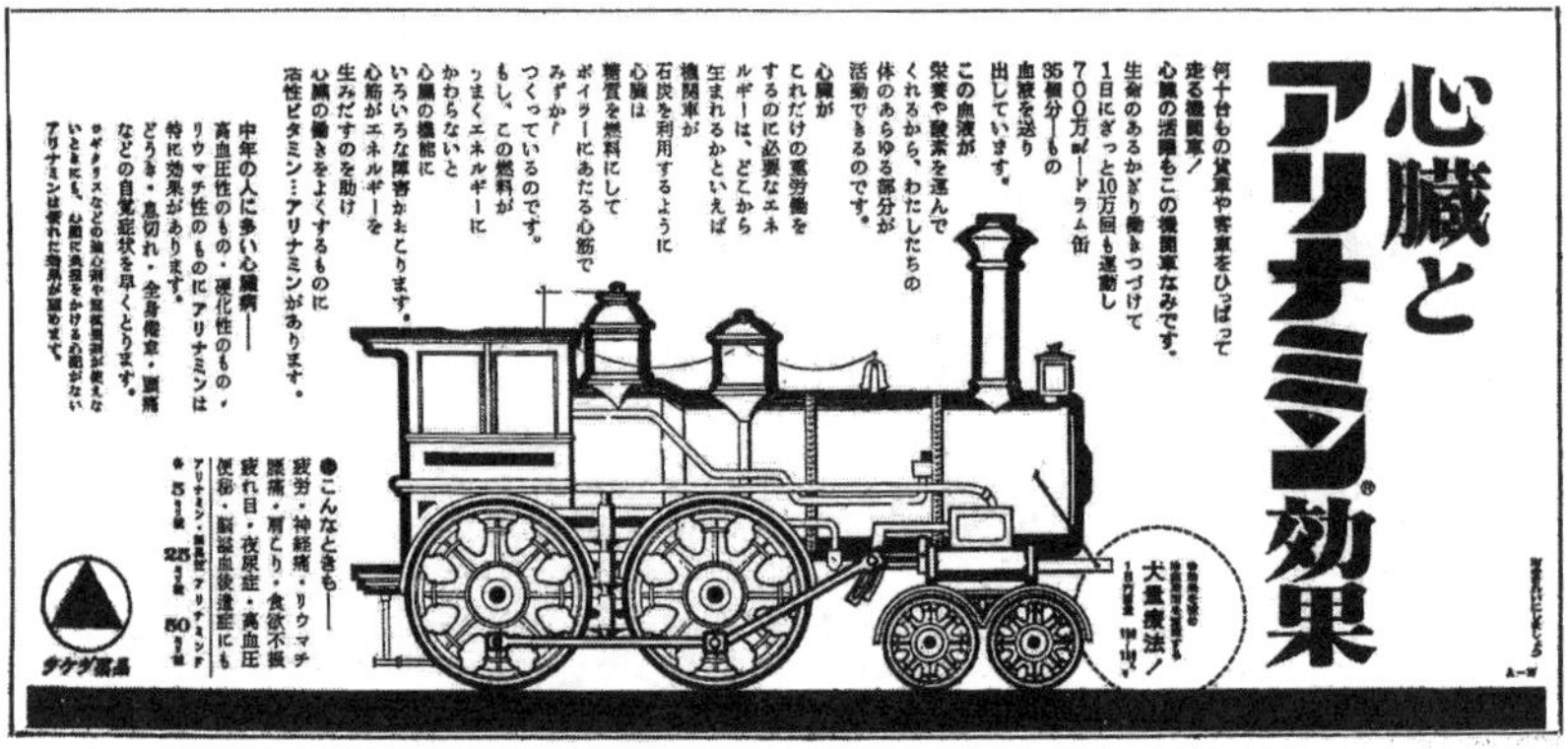

図２　アリナミンの新聞広告②
（『読売新聞』1964.1.26 朝刊、19 面）

ミン…アリナミンがあります。中年の人に多い心臓病――高血圧性のもの・硬化性のもの・リウマチ性のものにアリナミンは特に効果があります」と新聞広告で紹介されている（図2）。アリナミンは、製薬企業によって疾病治療の医薬品としても宣伝されていたのである。

一九六七年に『週刊文春』に掲載された医療ジャーナリストの水野肇によるPR記事では、アリナミンが馬の腰が抜ける地方病に効いたという事例や、肝臓病やリウマチがほかの医薬品の投与と比較して驚くほど回復したという事例が紹介されている。また、「大衆薬として市販されている『アリナミンA25ミリ』の場合、適応症は七十八にものぼっている」（水野 1967: 78）と説明され、胃下垂、便秘などの胃腸運動失調症に効果があると述べられている。武田薬品の社員は、アリナミンのことを「病気もなおす保健剤」と称していたという（水野 1967）。

さらに、あるフランスの医師から、フランスに多いアルコール性の神経痛にアリナミンの大量療法が非常に効果を上げたという手紙が来たことがきっかけで、国内でも大量療法をはじめるようになったと述べられている（水野 1967）。「アリナミンの大量療法は、こうして、海の向こうからやってきた。そして二五ミリ、五〇ミリの生産が始められ、一方では、大量療法の実験が、全国のあちこちの大学や大病院で行われはじめた。腰痛、神経痛には、日本でも一日一〇〇ミリグラムを投与すると効果があるという報告も、あちこちでではじめた」（水野 1967: 82）という。

製薬企業は医療機関におけるアリナミンの大量療法の効能効果を宣伝するとともに、健康の維持獲得などのために服用することを市民に広告で呼びかけていたのである（松枝 2013）。

第三項　強肝剤・肝臓薬ブーム

一九五〇年代六〇年代に、総合ビタミン剤とともに保健を目的にした市販薬を代表するものと見なされて保健薬ブームを率いたのが、強肝剤・肝臓薬である（『日本』編集部 1961）。当時、強肝剤・肝臓薬と呼ばれていたのは、肝疾患の治療薬ではなく、おもに飲酒量が多い人を服用対象とした肝疾患の予防薬であった。とくにメチオニン剤に人気があった（『財界』編集部 1957）。

一九五〇年代に「肝臓薬ブーム」がおこったが、一九五〇年に中外製薬から販売されたグロンサンが、知名度、販売量ともに、強肝剤と銘うっているものの中では一番であった。グロンサン開発の経緯は次のようなものであった。

戦後、東大石館《ママ》守三教授によつて、ブドウ糖からの合成に成功した。まさに画期的な方法であつたといわれる。上野（引用者注　上野十蔵、中外製薬創業者で一九五八年当時の社長）は人を介して石館博士に近づき、この製法を無条件で譲り受けた―ということになつている。もつとも、その後石館門下から多くの技術者を入社させ、また蔭ながらグルクロン酸研究会には中外から寄附を惜しんでいない。
中外製薬にとつて、起死回生の妙薬となつたグルクロン酸の製法は、こうして入手されたのである。（山口 1958: 22）

当時の新薬は、まず医療機関向けに販売して医師や患者に商品名を覚えてもらうと同時に、臨床データを集めて改良する。その後、大々的な宣伝とともに、市販薬として販売するという経緯をたどることが多かった。グロンサンの場合も同様で、一九五〇年はじめに中外製薬は一〇〇mlの注射液を医療機関向けに販売した。一九五一年六月に粉末の製造販売許可を、一九五三年二月に錠剤の製造販売許可をそれぞれ受けて、市販薬としての商品化に乗り出した。量産設備が完成したのは一九五五年三月であった（『評』編集部 1957）。

中外製薬の売り上げはグロンサンの販売によって大きく飛躍した。たとえば、一九五三年三月期の売り上げ総額五億一八〇〇万円のうち、グロンサンの売り上げは約一〇〇〇万円で全体の二・一％程度であった。しかし、一九五七年九月期では売り上げ総額二〇億五五〇〇万円のうち、グロンサンの売り上げは一一億二三〇〇万円、全体の五四・六％であった。中外製薬はグロンサンの販売を契機に急成長したのである（山口 1958）。

グロンサンが広範に普及した要因の一つは、「肝臓薬ブーム」に便乗したことである。グロンサンが販売されはじめた当時の市販薬をめぐる状況が次の記事からうかがえる。

グロンサンが売り出される前、同じく肝臓薬としてメチオニン系のメルチオB_{12}、ネストン（田辺）等々が市販された。これと前後してジャーナリズムが肝臓の重要性にフットライトを当て、世にいう肝臓薬ブームを巻き起こした。昨今のノイローゼ薬、精神神経安定剤以上のブームであった。グロンサンはこれらメチオニン系の肝臓薬が露払いしたブームのさなかにデビューしたのである。（山口 1958: 23）

グロンサン販売より以前に、田辺製薬のネストン、三共製薬のビタチオニンなどが販売されていた（『財界』編集部 1957）。グロンサンが販売されることによって、強肝剤の販売競争がより加熱したのである。ちなみに、おなじ記事の中で言及されている、一九五〇年代後半当時の「ノイローゼ薬、精神神経安定剤のブーム」については第四章でくわしく述べている。

新聞広告では新薬グロンサンは、「肝臓に栄養素（グリコーゲンなど）の蓄積を増し、害になる脂肪が貯まるのを防いで、肝臓の働きを盛んにします。疲労の原因になる老廃成分などと直接に結び付いて『抱合解毒』し、排泄させる特効を備えています」と紹介されている（図3）。ほかに効能効果として「黄疸や肝炎などの肝臓病から食中毒、つわり、神経痛、リューマチスの治療を始め、疲労回復、ある種の職業病の予防、治療、さては内服美容剤として〝生命の維持にビタミン以上に重要なものである〟」（『評』編集部 1957: 7）などと説明されていた。さらに、製薬企業によって、がん、放射線障害、インフルエンザなどの治療、予防薬としてもグロンサンは有効であるという研究もなされていたのである（山口 1958）。

グロンサンが売り上げを伸ばしたのは「肝臓薬ブーム」に便乗したのに加え、宣伝戦略が秀逸だったからだという意見もあった。製薬企業は、小説、映画などと連携して、次のような一般向けの宣伝を展開していったのである。

> 石川達三は読売新聞へ連載した「四十八歳の抵抗」で、舟橋聖一は小説新潮へ連載の「芸者小夏もの」にグロンサンを紹介してくれた。
> 映画を利用したことも影響大である。劇映画のめぼしいものでは大映「四十八歳の抵抗」……等々「鯨、箱根を越える」（日活）ではグロンサンを鯨に投与するシーンが大写しされた。
> ……その他直接製《マ》作《マ》費を支出したものにグロンサンのPR映画「限りなき創造」、「百人の陽気な女房たち」らがある。……
> また文献を通じ、研究会を通じて、学者向けの専門的なPRを行つたことも見落とせない。（山口

1958: 24)

一と頃〃抵抗族〃という言葉がはやったことがある。言葉の起りは「四十八才の抵抗」という石川達三の読売新聞連載小説だが、これが大映で映画化されて……この主人公がチョイチョイ愛用していた薬がグロンサンである。……

〃あなた肝臓ね！〃という言葉がはやつた。……肝臓薬ブームにのつた言葉だ。言葉はいつかすたれたが、肝臓薬だけは今でもよく売れてメーカーはえびす顔だ。その中でもトップを切るグロンサンに、ちよつと聴診器を当ててみよう。

……〃グロンサン音頭〃という歌に……サトウハチロー作詞、松田トシ作曲で、おどりの振り付けもついているというこつたものだ。

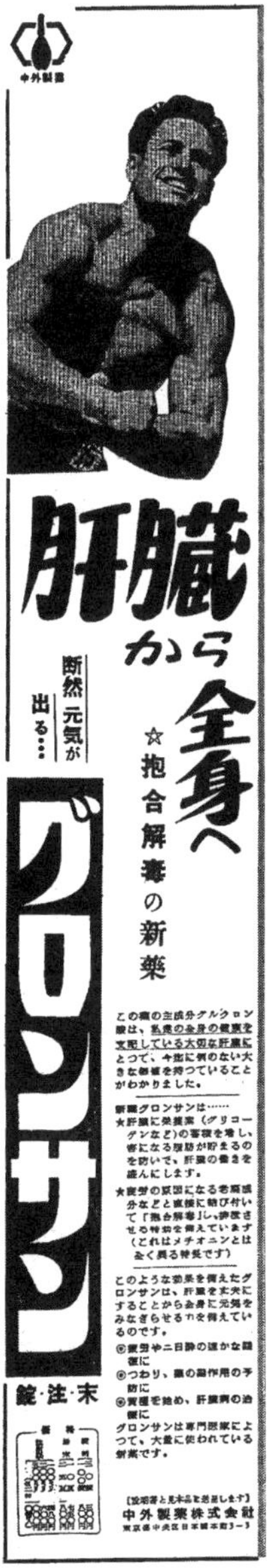

図3　グロンサンの新聞広告①（『読売新聞』1954.3.19朝刊、3面）

> グロンサンが大いに伸びた理由の一つはそこに（引用者注　宣伝努力）ある。……中外ではグロンサンを売出すのに、徳川夢声、サトウハチロー、渡辺紳一郎、石黒敬七等の人々に長い間飲んでもらつて、その感想を利用した。この人達は金で左右できる人ではない。……酒飲みの有名人に試用して貰つて、〝御感想〟を広告に利用していたのを覚えている人もあるだろう。……新聞、テレビ、ラジオは宣伝の有力な武器だが、立派なPR映画もできている。「限りなき創造」というグロンサンのPR映画は学術課の企画になる《ママ》もので、東大田坂教授の指導による撮影だが、この種の映画にありがちな硬さが少く《ママ》、肝臓の機能とグルクロン酸の仂きが巧みに表現されていて、それではグロンサンを飲んでみようか、という気を誰にでも起させ《ママ》る。（『評』編集部 1957: 5-6）

PR映画の一つ「限りなき創造」は現在でもインターネット上のサイト「科学映画館」で視聴できる。公開されているのは「限りなき創造　第一部　若さをつくる人々」で「企画　中外製薬株式会社」「学術指導　東京大学医学部薬学科　石館《ママ》守三　東京大学医学部田坂内科教室」（当時教授、田坂定孝）である（NPO法人科学映像館を支える会 2021）。映像とともに、身体への効果などについての説明がなされるものである。

また、小説「四十八歳の抵抗」ではグルクロン酸製剤について次のように紹介されている。

> 西村はまた別の薬瓶をとり出す。たった三十錠入りで二百五十円もする薬だ。グルクロン酸製剤、

肝臓にグリコーゲンを蓄え、脂肪変性を防止して肝臓機能を健全にする。且つまた抱合解毒という特別な作用によって疲労素の毒性を解消させ、酒のあとでこれを飲めば、血液中のアルコールと直接に結びついてその濃度を下げ、宿酔を防止するという、能書きによれば一挙三徳みたいな薬である。（石川 1961: 39）

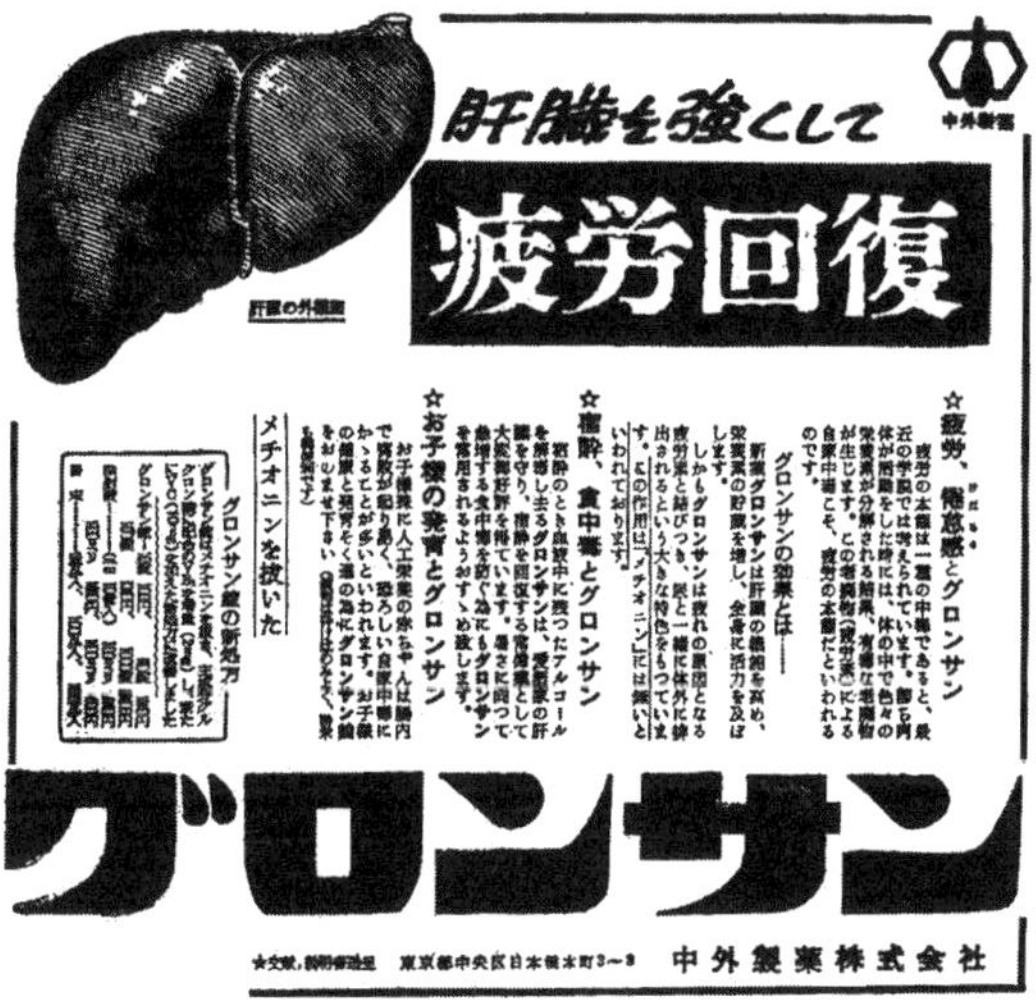

図４　グロンサンの新聞広告②
（『読売新聞』1956.5.10 朝刊、5 面）

小説の中でこのように詳細に、グルクロン酸製剤の説明がなされているのである。

PR映画「限りなき創造」では肝臓の映像が使用されているが、新聞広告でも肝臓のイラストともに、「宿酔のとき血液中に残つたアルコールを解毒し去るグロンサンは、愛酒家の肝臓を守り、……暑さに向つて急増する食中毒を防ぐ為にもグロンサンを常用されるよう」と宣伝されている（図４）。

このようにグロンサンに代表されるグルクロン酸製剤は、小説や映画の小道具として登場し、名を広めた（舟橋 1958; 石川 1961）。また、作家や作詞家などの著名人を宣伝活動に起用したり学術的なＰＲ映画を製作したりするなど、製薬企業は複数のメディアを活用して一般向けに大々的な宣伝活動を展開したのである。

また、当時の医薬品広告を分析した研究によると、「戦後からは健康な身体を表彰する広告が増えてくる」という（佐藤 2020: 60）。例として、「アリナミン糖衣錠」（武田薬品工業株式会社、一九五七年の広告）などの総合ビタミン剤、強肝剤の広告も挙げられている。すべての医薬品広告についての分析ではあるが、「広告のなかで、自らの健康を誇示し、その美をアピールする身体たちは、この薬を飲めば私のようになれる（かもしれない）と、受容者に訴えかけるのである」（佐藤 2020: 61）と説明されている（図3）。

いっぽう研究者や医療従事者にたいしては、製薬企業は文献や研究会を通して専門的な宣伝を行った。当時、グロンサンは処方薬として医療機関でも使用されており、製薬企業が費用を負担して医療従事者向けのグロンサン研究会が開催されていたのである（高橋 1970）。

グロンサンの事例からわかるように、当時の医薬品の宣伝は新聞や映画など複数のメディアを活用したものだった。一九五一年七月に民間ラジオ放送、一九五三年八月に民間テレビ放送が開始されると、製薬企業は従来の新聞や雑誌などの活字媒体に加えて、これらの電波媒体もすぐに宣伝に利用した（二場 1972b）。保健を目的にした市販薬も例外ではなかった。これらの新媒体を利用した宣伝活動は、「その狙いは一つにはビタミン剤に典型的にみられるように保健薬としての必要性の認識を通じて服用習慣を新たに作り出させ、消費を拡大することにあり、さらにはそのなかで自社製品を知名・

印象ずけ《ママ》・購買させることにあった」（二場 1972b: 46）と指摘されている。

次節でくわしく述べるが、このような製薬企業による大々的な宣伝活動は市民などから過剰であると批判されることになった。一九五〇年代頃から、医薬品広告は厚生省や市民によって、数の多さや効能効果の誇大な表現、不要な連用の推奨などが問題視されるようになる。宣伝費が定価をつり上げているという批判もあった。

グロンサンの広告についても、一九五七年上期に厚生省薬事監視官室から「糖尿病にきく」「有害毒素を分解するから美人を作る」「生命維持に必要な薬」という宣伝の文言については、効能効果が不明であるとの指導があった。また、グロンサンのアメリカへの輸出を試みたさいには、アメリカでの販売許可が下りなかった。肝臓病をはじめ神経痛や疲労回復など万能に効くという効能効果が科学的根拠に乏しいというのが理由であった（『評』編集部 1957）。このように一九五〇年代後半当時、製薬企業が宣伝する保健を目的にした医薬品の効能効果にたいして、科学的根拠が十分でないと厚生省からの指導が入る場合もあったのである。

第三節　戦後から一九六〇年代にかけての医薬品をめぐる制度

第一項　当時の薬事法の趣旨と広告の規制

一九四〇年代末から保健薬ブームがあった一九六〇年代にかけて、医薬品等を規制していたのは薬事法である。どのような目的のもと制定されていたのかなど、当時の薬事法の概略と、前節でも言及した戦後の医薬品広告の規制について本項で確認する。ここでは社会における医薬品の位置づけや、どのような内容の広告が問題視されたのかを検証する。

一九四八年七月、戦後の占領下に薬事法は制定された。その後、この旧薬事法は薬剤師法および新薬事法として改正された。新薬事法は一九六〇年八月に公布され、一九六一年二月から施行されたのである。新薬事法制定の趣旨は旧薬事法の不備をおぎない、当時の実情に合わせるというものであった。旧薬事法および新薬事法の目的は、贋薬・不良医薬品の取り締まりが中心だった。

また、過去の医薬品広告では、誇大広告や過剰な服用を促すもの、乱用を助長するものなどが問題視されてきた。戦後の医薬品の宣伝活動は一九四八年頃から一般化し、一九四九年には医薬品広告が新聞広告の一、二位を占めるようになった。医薬品の生産が戦禍から回復して品目数・量ともに年々増加すると、製薬企業間の販売競争が激しくなり、宣伝活動が活発になった。その結果、誇大広告などが問題になったのである（二場 1972b）。

このため、法律による取り締まりだけでは、保健衛生において十分な広告の適正化をはかることが難しくなった。そこで、一九四八年の薬事法制定に合わせて、その翌年の一九四九年七月二八日、厚生省は「虚偽・誇大広告及び他社製品を誹謗する広告を禁ずる」という趣旨の医薬品等適正広告基準を作成し発表したのである（佐藤 1971; 二場 1972a）。

医薬品等適正広告基準は許可を受けた効能効果などに限定して医薬品を宣伝することなどを定めて

おり、これによって指導基準が確立し、違反広告の取り締まりなどの法的規制が行われてきた。この基準は次の八つの趣旨からなる。「(一) 適応症及び効能効果については許可の範囲でなければならない。(二) 医師その他のものが推せん、公認などしている旨の広告は行なってはならない。(三) 医薬品の品質、効能効果に関しては、最大級の形容詞を用いてはならない。(四) 医薬品の品質、効能効果について他社の製品をひぼうするような広告は行なってはならない。(五) 医薬品の広告は一般使用経験者の体験記、感謝状を利用した広告は行なってはならない。(六) 製造許可を受けていない医薬品の広告は行なってはならない。(七) 医薬品の本質にかんがみその品位を傷つけ、不快な感じを与える広告は行なってはならない。(八) 医薬品の濫用を防止するため、いき過ぎた懸賞等射こう心をそそるような広告は行なってはならない」(佐藤 1971: 28) である。

さきに述べたが、一九五〇年代前半にはじまった民間ラジオ・テレビ放送などの電波媒体が医薬品の宣伝に利用され、これによって市民に向けた宣伝活動が強化された。これらの媒体を利用して懸賞販売が大々的に展開されたのである。たとえば、一九五三年には医薬品広告の中心品目であったビタミン剤の懸賞広告が頂点に達したとされる。どのようなものであったのかというと、ある製薬企業では同年夏に、当時一台二〇万円であったテレビが二度当たるサービスを行い、翌年には一〇〇万円が二度当たるサービスなどを行っていた (佐藤 1971; 二場 1972a, 1972b)。

医薬品等適正広告基準が設定されていたが、このような宣伝競争の過熱化にともなって違反広告件数は年々増加し、市民からの批判も出た。このため、たとえば懸賞販売については、一九五四年七月一六日に、厚生省薬務局長名による一般向け懸賞販売の自粛要請が出されたりしたのである。

この行政による自粛要請を受けて、業界団体である日本製薬団体連合会（以下、日薬連）は一般向け懸賞販売についての自粛決議を行った。同時に、番組に提供する商品は多額にしないこと、長時間の提供番組、巨額の経費を要する特殊番組は行わないことなども決めた。さらに、医薬品広告について、新聞などの紙面スペースやラジオ・テレビ放送の提供時間などについての自粛申し合わせも行ったのである（佐藤 1971; 二場 1972b）。

しかし、これらの申し合わせはあまり効果を上げず、これ以降も類似の自粛決議が頻繁に行われることになった。たとえば、一九六〇年二月の「医薬品広告に関する自粛要綱」では、テレビコマーシャルでは効能効果を過大に誇張しないなどの取り決めなどを整備したのである（『月刊薬事』編集部 1960; 佐藤 1971; 二場 1972b, 1972d）。

当時、医薬品のテレビコマーシャルが氾濫しているなどと市民から批判され、この問題は国会などでも取りあげられた。そのため、一九六〇年八月に薬事法が改正されたのにともない、医薬品等適正広告基準も一九六一年四月に、電波媒体が普及した状況にふさわしい内容に全面改正されたのである（佐藤 1971; 二場 1972d）。

さらに、一九六一年から一九六四年にかけては、とりわけビタミン剤やビタミンB_1誘導体などの総合代謝性製剤の生産量が増え、それにともなってこれら医薬品の広告費も増加した（山下 1972）。テレビの普及によって医薬品の宣伝が多く放送されるようになったが、ビタミン剤などのテレビコマーシャルには、知名度が高い人気コメディアンや有名スポーツ選手などが起用された。一九六四年頃には、五秒や一五秒のスポットを集中的に流す集中スポット広告が多数放送された（二場 1972d）。

このような宣伝活動の活発化にともなって違反広告件数も増加した。一九六二、六三年には、年間の違反件数が一二〇〇件から一三〇〇件となり、一九五五年の約四倍強に達するようになった。その内容は「本来の効能効果と認められない表現の禁止違反」が約半数で最も多く、これに「有効成分及びその分量または本質についての表現の範囲違反」が続いた。このような違反内容には「大衆訴求を強烈化するための誇大広告の傾向が強く現われている」（二場 1972d: 51-52）という。

このような状況をかんがみて、日薬連は一九六四年六月に、自粛要綱に「有名人が特定の医薬品を推せんまたは常用している旨を広告することによってその医薬品の効能効果を誤認させるおそれのないよう注意する」（山下 1972: 35）という項目を追加したりしたのである。

さらに、一九六四年八月には医薬品等適正広告基準が再び全面改正された。広告の行き過ぎを是正するため、この改正ではそれまで別々の基準となっていた化粧品、医薬部外品の広告もふくめて全面改正が行われたのである。虚偽または誇大な広告の禁止条項に抵触する違反件数がその大部分を占めることから、この改正によって医薬品の本質をかんがみて、一般消費者に誤った使用や乱用を助長させることが禁じられ、医薬品にたいする信用を損うような不適正な広告の表現の範囲が是正されたのである（『月刊薬事』編集部 1964b; 佐藤 1971; 山下 1972）。

第二節で取りあげた総合ビタミン剤など大衆保健薬の広告は、たびたび市民などから誇大な宣伝や量の多さなどを問題視された。このような宣伝活動にたいして厚生省は規制を行い、また製薬業界も自ら自粛決議などを行うことによって問題を解決しようとしてきたのである。

第二項　保健薬ブームを後押しした販売制度

先行研究では一九五〇年代六〇年代の保健薬ブームは、日本人が「神秘性をもった、商品化された手段による防衛的な健康維持」（伊藤 1986: 49）への傾向をもっているがゆえに生まれたと分析されたり、合成製剤であるビタミン剤などが「科学主義という新たな信仰」の対象になったために生じたなどと分析されていた（津田 1997b）。

しかし実際は、保健薬ブームを後押しした要因として、市販薬の再販価格維持制度（以下、再販制度）という現在とは異なる医薬品の販売制度もあったのである。この制度はどのようなものであったのか。乱売対策として一九五三年の独占禁止法改正によってこの制度が導入され、医薬品は一九五四年に指定を受けた（二場 1972c; 瀬谷 1980）。この制度が一九六〇年代七〇年代の市販薬市場の発展に寄与したとされる。

この制度を利用する製薬企業が増えたのは、一九五〇年代後半の乱売が契機であった。一九六一年の国民皆保険制度の実施により医療用医薬品の需要が増大するまでは、医薬品生産では鎮痛解熱剤、総合ビタミン剤、強肝剤などの市販薬が主力であった。これらの商品が乱売を引きおこしたのである。一九五六、五七年に大阪の平野町の現金問屋で乱売が発生し、一九五九、六〇年に東京の池袋で医薬品の過度な安売りがなされ、これに端を発して全国で急速に小売り市場における安売り競争が広がった。当時は、医療用医薬品とそれ以外とに明確な区別がない医薬品もあったため、乱売問題は医療用医薬品にも拡大していったのである（瀬谷 1980）。

この時期の乱売の特徴は、総合ビタミン剤が一九五八年頃から乱売品目に加わり、乱売が医薬品生産の中心部分を捉えるようになったことである。一九五八年に各種総合ビタミン剤の一斉の値下げがはじまり、総合ビタミン剤が乱売の目玉商品になっていった。こうした乱売はとくに大阪で著しかった（二場 1972c）。具体的な商品名と値引き額については「このなかでビタミン剤価格は、パンビタン、ミネビタール、ポポンSがいずれも三〜四割引き、アリナミン一〜三割引きという状況であった」（二場 1972c: 63）と説明されている。この乱売について「当時の安売りによる消費の拡大は、薬禍問題とともに消費者運動の標的となり、一般薬不振の時代を招く一因にもなった」（瀬谷 1980: 671）と分析されている。

いっぽう、製薬企業は一九五〇年代後半の乱売事件を契機に、医薬品の値崩れを防ぐために流通機構の組織化系列化を進めた。これを背景に、一九六三年から医薬品の再販制度の登録指定を受ける企業が相次いだ。一九六六年には大手製薬企業のほとんどをふくむ三五社がこの制度を利用するようになり、再販指定品目は一三八三品目となった[7]（『月刊薬事』編集部 1963b;『医薬ジャーナル』編集部 1965a;『週刊朝日』編集部 1966; 越後 1970; 瀬谷 1980）。

「全国統一価格、正価販売」という名のもと、各製薬企業が再販制度を利用して、卸問屋および小売りの薬局薬店を系列化し販売網を形成した。値引きをしない全国的な統一価格で商品を販売する形式が制度品商法と呼ばれたのである。たとえば、一つの製薬企業の販売網傘下に入った薬局薬店では、その企業の製品を割引価格で売ることはできず、仮に値引きして販売すると、その薬局薬店にたいして出荷・取引停止などの制裁を加える契約になっていた。

再販指定品目に登録された市販薬は、総合ビタミン剤をはじめ、ホルモン剤、抗生物質、精神安定剤などであり、テレビや新聞で大々的に宣伝を行っていた販売量の多い商品であった。医薬品の再販指定品目の中でも、総合ビタミン剤は大きな存在を占めていたのである。

武田製薬のアリナミンは、この制度を活用して急速に成長した大衆保健薬だった。武田製薬は制度品商法にのっとってタケダ会を発足させ、アリナミンを制度品として系列化した薬局薬店で値引きなしの定価で販売した。アリナミンの大ヒットにならって、追随する類似品のビタミンB[1]誘導体製剤も数多く販売された。追随品もそれぞれ再販制度を活用して系列化した薬局薬店にて定価で販売され、販売元の成長に貢献した。その結果、一九六〇年代半ばの市販薬の生産は、各製薬企業の制度品であったビタミンB[1]誘導体製剤が率いることになったのである（『月刊薬事』編集部 1965h;『医薬ジャーナル』編集部 1966a, 1966d;『週刊朝日』編集部 1966）。

再販制度が乱売問題を解決へと導き、市販薬市場の安定に寄与したとされる。[8] しかしいっぽうで、制度品商法は一九六〇年代後半には消費者保護の見地から、大衆保健薬などが再販指定品目に登録されていることなどが批判された。消費者からは、市販薬はテレビコマーシャルなどを頻繁に行っており、これらの宣伝にかかる費用が価格にはね上がって不当に高くなっているのではないかという批判もあった。市販薬の定価は原価が一割で、残り九割は宣伝費への投資や利益を見込んで設定しているという意味の「くすり九層倍」批判などが展開されたのである。一九六六年頃からは、医薬品に制度品商法が適用されていることによって、これらの定価が再販制度の庇護のもとで不必要に高くなり、価格の面において消費者が不利益を被っているのではないかとの指摘が国会などでもなされはじめた。このような点から、医薬品に再販制度を適用することの是非、医薬品の適正価格が論じられはじめたのである。これ以降、一九七〇年代はじめまで市販薬に再販制度を適用することの是非についての議論は続いた(『医薬ジャーナル』編集部 1971b)。

第四節　小括

本章では、保健薬ブーム当時の保健を目的にした医薬品の事例を検証し、同時代の薬事関連制度について確認した。事例から検証したのは、製薬企業は効能効果についてどのように宣伝していたのか、メディアなどでどのように取りあげられていたのか、実際どのような局面で服用されていたのかなどである。事例の検証から確認できたのは次の三つのことである。

まず一つ目として、保健を目的にした医薬品が普及した当初は、滋養強壮および疲労回復などが効能効果に挙げられていたのに加えて、疾病の治療薬としても製薬企業によって位置づけられていたということである。一九五〇年代六〇年代の保健薬ブームを分析した先行研究では、保健を目的にした医薬品は健康志向の文脈において、栄養不足の解消や健康の維持獲得のみを目的にした医薬品として位置づけられていた。

しかし、たとえば総合ビタミン剤の一つであるアリナミンは、販売当初、製薬企業は疲労回復のみならず、リウマチや心臓病にも効能効果があると宣伝していたのである。さらに、強肝剤グロンサンは、糖尿病などにも有効であると宣伝されていた。このように普及当初は、製薬企業によって疾病の治療にも有効な医薬品としても位置づけられていたのである。これらの医薬品は現在でも販売されているが、一九五〇年代六〇年代に製薬企業によって宣伝されていた効能効果は異なるものであった。その背景には当然、現在とは異なる厚生省の医薬品の製造承認があったのである。

ではなぜ保健を目的にした医薬品は適応症が変容したのか。その契機となったのが、第五章で言及している一九七〇年代に実施された医薬品の再評価である。保健を目的にした医薬品には疾病を治療する効能効果がないという批判や厚生省の製造承認基準への批判などがなされた結果、すでに製造承認された医薬品を再評価する行政施策が実施された。これによって保健を目的にした医薬品の効能効果は、滋養強壮および疲労回復をおもなものとして定められたのである（松枝 2013）。

事例から二つ目に明らかになったのは、薬害批判論者などが指摘してきた製薬企業の過剰な宣伝活動や「医薬品の特性を軽視した商品化」である。

一九五〇年代半ばから、ラジオ・テレビ放送などの新媒体を利用することによって、製薬企業による宣伝活動は過熱した。市民からは「テレビ広告が氾濫している」など医薬品広告の行き過ぎが批判された。さらに、医薬品等適正広告基準などに違反する広告が増加した。違反内容では、「本来の効能効果と認められない表現」が多かった。このような誇大広告が製薬企業によってなされたのは、市民に自社の商品を覚えてもらうためにインパクトを与える表現を使用したことによるとされる。

また、明確な違反広告ではないにせよ、誇大広告や乱用の助長、連用の推奨、「氾濫」と表現される広告数の多さなどが市民から問題視され、国会でも問題になった。

大衆保健薬も、広告などを通して服用の必要性を訴えて新たな服用習慣を作り出し、消費の拡大につなげるといった戦略がとられていた。事例で検証したように、自社商品を覚えてもらい購入してもらうために、インパクトを与える表現が使われ、新聞やラジオ・テレビ放送でくり返し宣伝されていたのである。過剰な広告によって新たな服用習慣を作り出すといった需要喚起は、まさに「医薬品の特性を軽視した商品化」であったといえるのである。

三つ目に事例から確認できたのは、保健薬ブームを形成した要因の一つに、制度品商法という販売制度があったということである。

先行研究による保健薬ブームについての検証では、市民の健康志向や医薬品への嗜好などについては言及されているが、制度品商法が果たした役割を考慮していることが少ない。しかし実際は、この販売制度が市販薬市場の安定に寄与し、この市場の中心品目であった大衆保健薬の売り上げの増加を成しとげたのである。一九六〇年代当時の販売制度が大衆保健薬の売り上げを増加させた一つの要因であったことを本章では再確認した。

大衆保健薬と同時代にブームを形成したアンプル剤・ドリンク剤も、「医薬品の特性を軽視した商品化」がなされていた事例であるといえる。これらはどのような医薬品なのか、製薬企業によっていかに宣伝されていたのかなどを次章で検証する。

〔注〕

1　実際は、一九六〇年代半ば以降に保健薬批判を行った高橋でさえ、医療機関にて処方された保健薬のことを大衆保健薬と述べている場合もあり、当時は大衆保健薬と医療機関にて処方される保健を目的にした医薬品の区別があいまいにされていることが多い。

2　このような健康至上主義の国内における高まりについては批判的な意見もある。一九七〇年代半ばあるいは後半からの国内におけるこれの高まりや、その現れである健康ブームが社会科学研究やジャーナリズムにおいて指摘されたが、統計資料などこれを実証する証拠は不十分である。さらに、国内においては、一九七〇年代前半は健康志向がむしろ人びとの間で低下し、一九八〇年代以降はほとんど変化がないことが指摘されている（黒田 2003, 2004）。

3　総合ビタミン剤が市販薬として需要があったいっぽうで、市販薬の販売方法を問題視する意見もあった。一九六〇年代はじめの記事で、薬学者の宮木高明は抗生物質などが市販薬として販売されていることに危惧を表している。

売薬はまずよいとして、幸か不幸かクロロマイセチン、アクロマイシンその他の抗生物質も、まったく自由に薬局で買えるのです。
またリウマチや炎症を静める《ママ》ために使われるコーチゾン系統の、作用の劇しい《ママ》薬も、なんの制限もなく販売されています。これはまったく困ったことです。

売薬にもの申す
最近では諸々のビタミン剤や、中年、老年向の肝臓、高血圧の薬やホルモン剤等があり、ペニシリンを始めとする抗生物質や、サルファ剤等の特別薬も次々に発売されているようです。……ノイローゼに対しては、精神安定剤や各種の睡眠薬等が控えています。……
これほどたくさんの売薬が私たちの手の届くところに、……抗生物質の新薬が、こんなに手軽に手に入るのは日本だけだということです。（宮木ほか 1960: 244-247）

4　本書において、アリナミンの主成分である「活性型ビタミンB_1」「ビタミンB_1活性」「活性型ビタミンB_1」「活性VB_1」はすべて「ビタミンB_1誘導体」に統一した。引用箇所については例外である。

5　現在のように医療用医薬品の宣伝を一般市民に向けてすることが禁止されたのは、一九六七年の厚生省通達「医薬品の製造承認等に関する基本方針について」の通知以降である。第五章でくわしく言及している。一九六七年までは医療用医薬品の宣伝も一般向けになされていた。

6　アリナミン以外のビタミンB_1誘導体製剤は一九六〇年から販売され、次の五社の製品が有力であった。三共製薬から販売のビオタミンゴールド（再販指定品目）、ビオタミン。田辺製薬のハイベストン（再販指定品目）、ベストン。藤沢薬品のノイビタ。塩野義製薬のジセタミン。中小メーカー三三社の共通ブランドのネオラミン（高橋ほか編 1968）。

7　医薬品の再販制度の登録指定を受けた企業は、一九六三年度五社、一九六四年度一四社、一九六五年度三〇社、一九六六年度三七社、一九六七年度四三社、一九六八年度五〇社、一九六九年度五〇社、一九七〇年度五四社であった（『医薬ジャーナル』編集部 1971a）。

8 このような市販薬市場の発展が、当時の「大衆薬ブーム」を支えた。この点以外に、「大衆薬ブーム」が生じた要因について次のような指摘がある。

「（引用者注　一九六〇年代はじめにおこった）大衆薬ブームを支える条件は、大ざっぱに列記すると、①必需の治療薬だけでなく、ある程度不急の医薬品も買えるだけの経済的余裕が国民にあること②病医院における医療体制が完璧すぎないか、あるいは不備な点があること③衣食住生活、労働条件、都市環境などが充分に健康的でなく、健康増進はそれらの根本的改革に待てないで、対症療法的におこなわれねばならないこと④いまは病気でなくても、健康に対する不安がつきまとっていること（あまり貧困だと、この不安は生じない）⑤多忙なこと――などの消費者側の要因と、⑥大量生産、大量販売できる産業態勢《ママ》にあること⑦マスメディアによる需要喚起が可能なこと⑧治療薬の追求よりも収益性が高いこと――などといった供給者側の要因があげられる。ところで、これらはすべて一九六〇年代日本の姿」（『医薬ジャーナル』編集部 1970a: 89）である。

この「大衆薬ブーム」が市民と医薬品との接触の機会を増大させ、一九五〇年代後半から一九六〇年代にかけて多発した薬禍を誘引したのではないかという意見もある。

第三章

アンプル剤・ドリンク剤ブーム

第一節　アンプル剤・ドリンク剤とはなにか

第一項　先行研究におけるドリンク剤の位置づけ

本章では、一九六〇年代にブームを形成したアンプル剤および同時代に誕生し現在でも販売されているドリンク剤の事例を検証する。

アンプル剤とは注射液を充填するのとおなじ密封したガラス器（アンプル）に、第二章で述べた総合ビタミン剤や強肝剤などの保健を目的にした医薬品やかぜ薬を入れた内服液である（図5）。ドリンク剤はアンプル剤の形状を継承して用量を増加させたものとして誕生した。ドリンク剤は、おもに保健を目的にした医薬品を入れた内服液である。

なぜ一九六〇年代のアンプル剤・ドリンク剤の事例に着目したのかというと「医薬品の本質を軽視した商品化」を象徴するものだと考えるからである。アンプル剤について社会科学的な検証を行った論文は少ない。しかし、ドリンク剤については、一九六〇年代のブームをふくめて社会科学的に検証したものがある。健康論などにかんする研究を行っている北澤一利の論文「栄養ドリンクと日本人の心」である。

北澤はこの論文において、栄養ドリンクが国内で浸透している要因について分析している。北澤は、製薬企業がドリンク剤の効き目にかんして「効き目の測定は、『滋養強壮』や『疲れ』という言葉自体があいまいなので、難しい」（北澤 2004: 294）と答えた一九九〇年代後半の記事を引用し、効能効果を判定する客観的基準がないことを説明している。そのうえで、「では、栄養学上の効能効果があいまいであるにもかかわらず、なぜ『栄養』ドリンクはこれほど広く日本人の間で利用されているのだろうか。彼らが効くと感じているのは何か。栄養ドリンクは日本人のどんな期待に応えているのだろうか」（北澤 2004: 294-5）と問いを設定している。

北澤によれば、ドリンク剤誕生の契機は第二章で検証した一九五〇年代六〇年代の保健薬ブームにあるという。誕生の契機について次のように説明している。「一九五三年から五四年にかけて、抗生物質は平均して二割近く安くなり、五五年には、ペニシリンが一錠五円から十円で販売されていたのに対し、総合ビタミン剤（『アリナミン』など）は一錠十円以上で売れた。病人だけが利用する抗生剤ではなく、すべての一般の人が対象となるビタミンのほうが高値で売れていたことになる。ビタミン市場は、感染症が少なくなっていくこの時代で、製薬会社にとってさらに重要性が増していく魅力的な市場であったのである。こうして政府の栄養政策がビタミンの生産に有利に作用し、それを受けて製薬会社が順調に売り上げを伸ばしていくことができたら、栄養ドリンクは誕生しなかっただろう。ところがこのあと、一九六一年には国民皆保険制度が導入されることによって、市販薬から保険が適用される医薬品への薬品需要の急激なシフトが起きた。そのため、一般向け市販薬を経営の柱にしてきた中小規模の製薬会社は深刻な打撃に直面することになった。そこで、こうした危機的状況を打開するためにつくられたのが、翌六二年に発売された大正製薬の『リポビタンD』だったのである」(北澤 2004: 311)。

北澤はこのように誕生の経緯を分析し、さらに、「栄養」概念の歴史的検証から、「栄養」という用語は「恣意的な空想を許す寛容」さをもつ「ファンタジー」的な性格を有する概念であることを指摘する。そのうえで、受験シーズンや選挙活動のさいに服用するといった資料の検証から、少なくとも一九九〇年代前半においては、「したがって、万事を尽くしたあとに人生がかかった大勝負に臨むとき、日本人は栄養ドリンクを手にするのである。それは、ファンタジーを現実として感じるためである」(北澤 2004: 326)と、ドリンク剤の服用を選択する要因を分析している。

ドリンク剤は販売当初の一九六〇年代も現在も、医薬品として製造承認されたものと清涼飲料水として販売されているものとが混在している。北澤の論文では、分析の対象である栄養ドリンクについて厳密な定義は行われていない。それゆえ、医薬品としてのドリンク剤についての分析なのか、食品の清涼飲料水である栄養ドリンクについての分析なのかが不明である。誕生の契機は医薬品としてのドリンク剤について述べられている。さきに述べたように、医薬品としてのドリンク剤がアンプル剤から派生したのは事実である。本章では、この経緯を事例から検証することで、ドリンク剤がどのような特徴をもった医薬品であるのか、それゆえいかなる点が問題視されたのか、ということを考察できると考える。

第二項　注射を連想させるアンプル剤

北澤の論文では、医薬品の需要が市販薬から医療用へと変化する中で、市販薬の需要を再び増加させようとした製薬企業の経営戦略がドリンク剤を誕生させたと分析されていた（北澤 2004）。しかし、医薬品としてのドリンク剤はアンプル剤の人気にあやかって誕生したという事実もある。

一九五七年頃から、市販薬として販売されていた注射液を充填するアンプルに内服液を入れたアンプル剤に流行のきざしがあった。人気があったアンプル剤の用量を増加させたものとして、一九六〇年代はじめにドリンク剤が販売され、これも人気商品となった。

アンプル剤が誕生し、社会に普及していった経緯は次のようなものである。一九三五年頃、最初のアンプル入りの内服液が登場した。福井製薬から販売されたタウロイッキスである。タウロイッキスは一〇mlアンプル入りで、価格は一、二円であった。当時の物価では、石鹸が一個一〇銭くらいで買えたことを考慮すると、非常に高価な医薬品であったといえる。なぜアンプル剤型が採用されたのかというと、「要するに、高貴薬として印象づけるために、同じく高価なものだという一般的観念があった注射薬に似せて売りだされたのだった」（『医薬ジャーナル』編集部 1968a: 36）。タウロイッキスは、戦後のアンプル剤のように味つけはされておらず、京阪神を中心にごく限られた範囲で販売されていた。販売元の福井製薬は、アンプル剤メーカーとしてこの商品のみを販売していたのである（『医薬ジャーナル』編集部 1968a）。

戦後にアンプル剤の先駆的なものがいくつか現れた。エスエス製薬のエスタロンなどであった。その後一九五七年一〇月に、亜細亜製薬からベルベという商品が販売され、この商品がアンプル剤ブームを生じさせる契機となったのである。一九五九年九月から、ベルベは本格的な売り出しをはじめ、当時、人気コメディアンであった藤田まことを起用したりして大々的なマスコミ宣伝を行った。新聞広告では、「ストローで飲む強壮剤として、注射以上の効力を喜ばれている」と宣伝され、「疲労回復・体力増強・二日酔いに」と紹介されている（図5）。このようなベルベの宣伝以降、アンプル剤ブームがおこったのである（『医薬ジャーナル』編

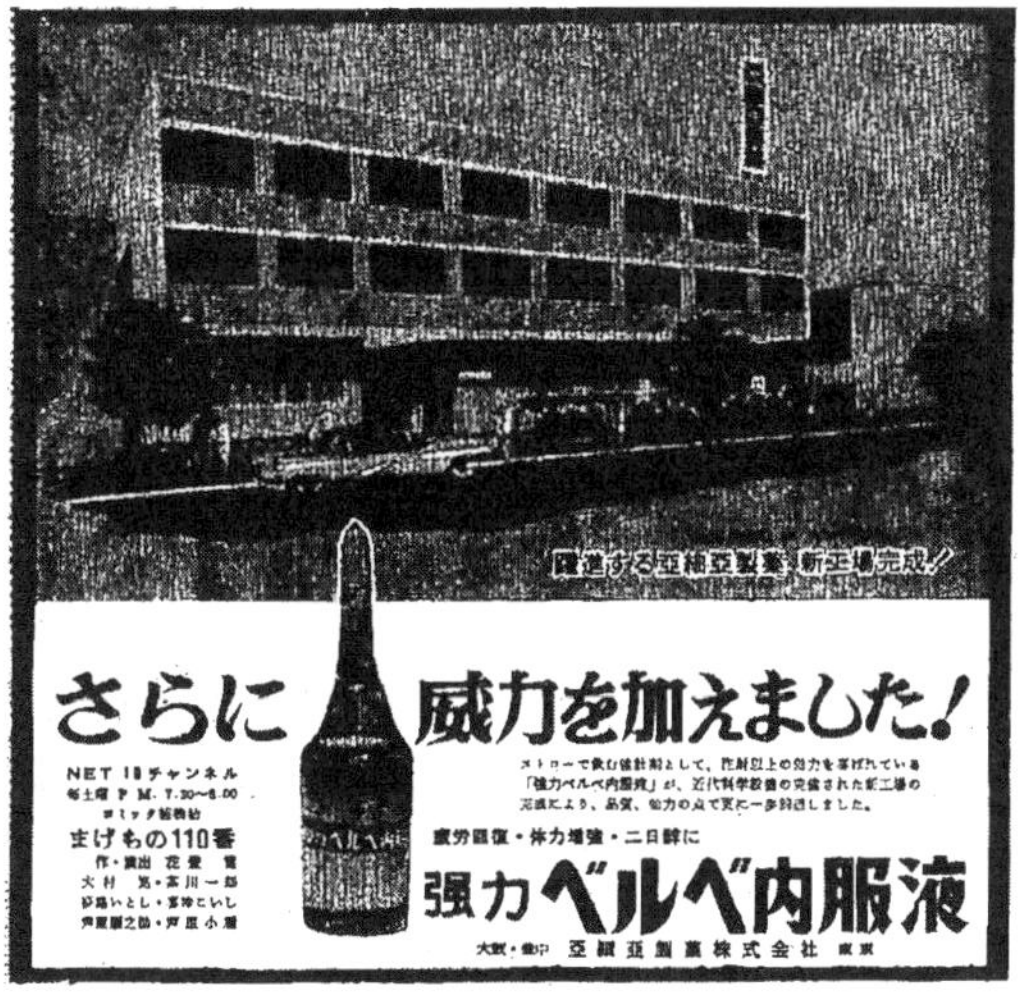

図5　強力ベルベ内服液の新聞広告
（『読売新聞』1959.10.10 夕刊、7面）

集部 1968a）。よって、「アンプル剤の元祖といってよい存在」（『医薬ジャーナル』編集部 1968a: 36）であった。ベルベを売り出した亜細亜製薬社長（当時）の佐藤末雄は、速効性と飲みやすさという点を考え、アンプル内服液にしたという（上原 1962）。

その後、ほかの製薬会社も続々とアンプル剤の製造販売をはじめた。一九六〇年六月に、第一製薬は副腎・肝臓強化をうたうパント内服液を販売した。第一製薬はパント内服液の販売前からパント錠という商品が市民に知られていたため、この販売網にのせて売り出したのである。パント内服液には食欲増進剤を入れてパントテン酸製剤と銘うち、アンプルはごしごしと傷をつけずに簡単に割れるイージーカットを採用した。パント内服液は「この一本に元気がいっぱい」というキャッチコピーによって宣伝を展開し、パント錠とおなじ広告で宣伝された（上原 1962、図6）。

これらの製薬企業に続いて、一九六〇年夏に中外製薬がグロンサン内服液を販売した。第二章で検証したように、当時「肝臓薬ブーム」を率いたグロンサンの錠剤をすでに中外製薬が販売していたので、これもパント内服液とおなじようにすでにある販売網にのせた。そのほかエーザイは、一九六二年一月からユベラ内服液を販売した。さらに、田辺製薬はアンプル剤のヘルスロング内服液を販売した。当時、田辺製薬は医療機関向けへの販売が大半を占めていたが、ヘルスロング内服液は一般向けに売り出したのである（上原 1962）。

アンプル剤は雑誌記事で次のように紹介されている。

〝お相撲さんがチューッ、ボクシング選手がチューッ、力もりもりこの体〟

ある製薬会社が、頭もひねって考え出したアンプル内服液の宣伝文句だが、この薬がいま大当たり。板前さんからバスガール、八百屋さんから場末の踊り子、はては検事、代議士から大会社の社長に至るまで、職種を問わず、場所をかまわず、チューッ、チューッ。

インスタント時代の波にのってか、アンプル液の人気は急ピッチ。……

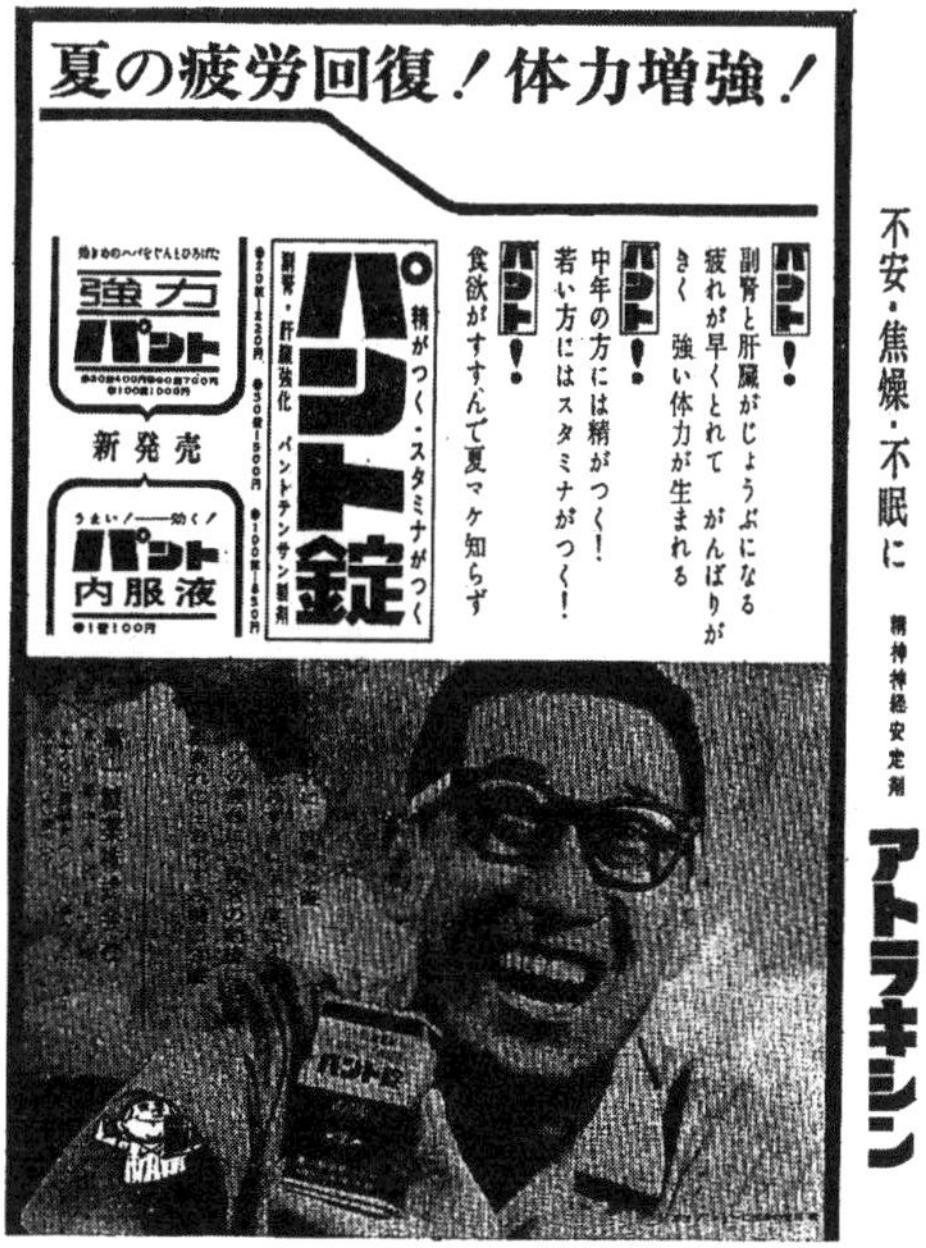

夏の疲労回復！体力増強！
パント！
副腎と肝臓がじょうぶになる
疲れが早くとれて　がんばりがきく　強い体力が生まれる
パント！
中年の方には精がつく！
若い方にはスタミナがつく！
パント！
食欲がすすんで夏マケ知らず
精がつく・スタミナがつく
パント錠
副腎・肝臓強化　パントテンサン製剤
強力パント
新発売
うまい！――効く！
パント内服液
●1管100円
不安・焦燥・不眠に
精神神経安定剤
アトラキシン

図６　パント内服液の新聞広告
（『読売新聞』1961.8.19 夕刊、４面）

カゼ薬のアンプル、総合ビタミン剤入り（アルペン、ルルなど）、いずれも万人共通だが、その中でも、Cだ、Eだと強調されたものは、どちらかといえば、冷え症《ママ》のご婦人向き（ユベラなど）。疲労回復を兼ねた二日酔の総合強肝剤入りのアンプル利用は、男性が多く、一番愛用されている（グロンサン、ベルベ、パントなど）。

さらに初老向きの強精、強壮剤入りがある（ローゼリー、ベルベローヤル、ヘルスロング、ポリタンゴールドなど）。

大ざっぱにいえば、この三種類が、いま市中に出回っているアンプル液の三段クラスである。

錠剤や注射薬と少しもかわらぬ薬をアンプルにいれただけのものなのだが——。しかし、アンプルをポンと切り、ストローをつっ込んでチューッとのむところに魅力があるらしい。注射を連想させるアンプルだから、きっと注射のように効くだろうという気持ちになるのだろう。おまけに飲めば、甘くておいしい。（上原 1962: 18-19）

かぜ薬や総合ビタミン剤などがアンプル剤型で販売され、一九六〇年から一九六二年にかけてブームになった。当初、アンプル剤の主力はグルクロン酸などを配合した強肝剤だったが、その後ローヤルゼリーなどを取り入れた強壮薬やかぜ薬なども販売され多様化した。たとえば、アンプル入りかぜ薬のパブロンアンプルの新聞広告では「アンプル剤独得のスピードで強力な集中作用を発揮してかぜの出鼻をくじきます。……お忙しい方にうってつけの特急療法剤、パブロンアンプル、働き乍ら治していただけます」と宣伝されている（図7）。かぜ薬の抗ヒスタミン含有液の売り上げは一九六一年には約九億円であったが、一九六三年には約一一一億円となり、三年間で約一二倍という急成長をとげたのである（『医薬ジャーナル』編集部 1968a; 二場 1972d）。

一九六二年当時の厚生省の製薬課長の談話では、アンプル剤流行の要因と評価について次のように言及されている。「時期的に、レジャーブームに便乗したことが、当たった大きな原因だろう。アルコール、カフェインなどにより、きき目が感じられ食品的な感覚もあり、速効性がインスタント時代の風潮にピッタリすることなどが長所。アンプルをカットするとき、手にケガをする恐れがある。だが、いまのところ、大した事故を起こしたとは聞いていない。また価格が割高になることなどが短所といえばいえよう。しかし、現在、薬学的にも、何ら否定する根拠はないと思う」（上原 1962: 22）。テレビコマーシャルで、ビタミン剤のアンプルを「ポンと切ってストローでチュッと吸ってみせる」場面が放送されると、薬局の店頭でおなじように服用する人が続出したのである。「ストローつきの保健薬、ポンと切ってチュッと吸ってみせるテレビ画面には、医薬品の旧来の概念を打ちやぶる奇抜さ、衝撃性があった」（『医薬ジャーナル』編集部 1968a: 37）。市販薬は疾病のさいなどに自宅などで服用するのが従来の方法であり、薬局の店頭で立ったままストローで摂取するというスタイルは斬新だった（上原 1962;『医薬ジャーナル』編集部 1968a, 1970a）。

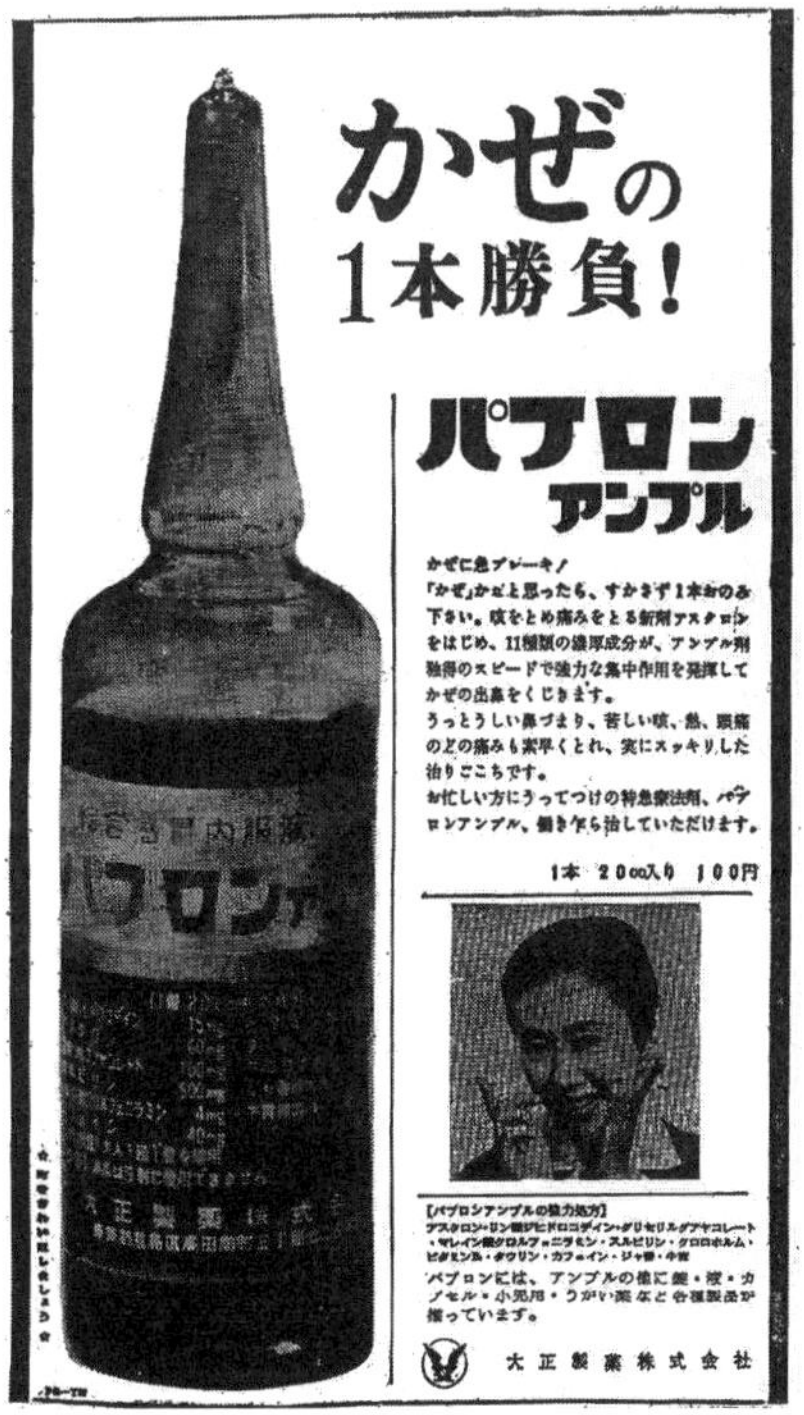

図７　パブロンアンプルの新聞広告
（『読売新聞』1961.11.22 夕刊、10 面）

　アンプル剤の特徴は、注射薬がもつ即効性のイメージを彷彿とさせることであった。「のめばすぐ効き目があらわれる、というのがアンプル・ブームを呼んだわけだが、関係者は心理的な作用として〝日本人の注射ずき〟をあげている。なにかというとすぐ注射をうちたがる国民だけに、あのアンプルの型をみただけで、何となく効くような気がしてしまう、というわけだ」（『週刊文春』編集部 1961b: 14）。さらに、液状であったため、それまでの医薬品にはなかった味という新たな要素を加えることが可能になったのである（『医薬ジャーナル』編集部 1968a, 1970a）。

アンプル剤は注射薬を連想させる商品であり、味をつけることによって食品化した医薬品であった。薬局の店頭でストローを使った服用が宣伝され、レジャーブームに便乗して消費を拡大したとされる。一九五〇年代六〇年代に「医薬品としての特性」を考慮したとはいえない販売戦略がとられていた、市販薬の象徴的な事例の一つだといえるだろう。

第三項　アンプル剤から派生したドリンク剤

一九六二年春に、アンプル剤の形状を継承して用量を増加させたものとして、最初の瓶入りのドリンク剤が販売された。販売したのは大塚製薬で、用量は六〇mlだった。この後すぐに、大正製薬がアンプル剤型の大型化をねらって商品開発し、一〇〇mlのドリンク剤であるリポビタンDが販売された（『医薬ジャーナル』編集部 1968a）。リポビタンDの広告では「アンプル五本分のボリューム！　たっぷり配合された強肝成分・ビタミン群！　しかも　スッキリしたパインの味です　ゴクゴク一気に飲んでください」と宣伝され、「清涼強肝剤」として紹介されている（図8）。このリポビタンDが大ヒットし、各製薬企業がこれに追随したのである。「三七年（引用者注　一九六二年）には発砲錠およびドリンク剤が出現し、ドリンク剤は同年春の大塚製薬によるものを最初とし、次いで発売された大正製薬のリポビタンDのはなばなしい成功を契機として、三八年（引用者注　一九六三年）には中外のグロモント、田辺のアスパラドリンク、エスエスのエスカップ、武田のポリタンD、大日本のヘルタス等が相次いで発売され、三九年（引用者注　一九六四年）には七〇数社、一四〇品種に達し、その金額は約二〇〇億円と推定されるに至った」（二場 1972d: 51）。

このように複数のドリンク剤が販売されるようになり、栄養剤・疲労回復剤の主流がアンプル剤からドリンク剤へと移行した。アンプル剤はかぜ薬や強壮薬の分野で発展した。さきに述べたが、液状であったアンプル剤は医薬品に味をつけることを可能にし、ドリンク剤はこれをさらに発展させて清涼感を加えたのである。その結果、アンプル剤・ドリンク剤は医薬品が食品化あるいは清涼飲料水化したという印象を与えることになった（『医薬ジャーナル』編集部 1968a, 1970a）。

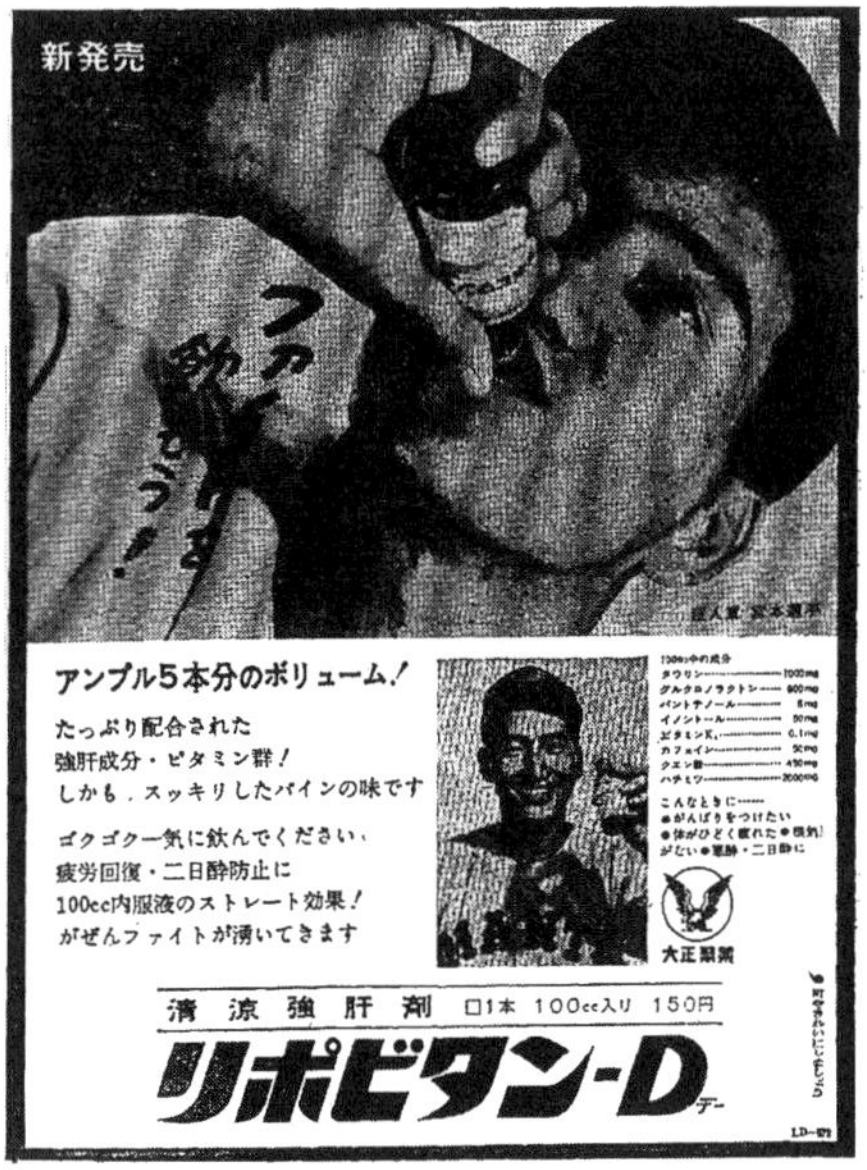

図８　リポビタンＤの新聞広告
（『読売新聞』1962.5.27 夕刊、７面）

アンプル剤・ドリンク剤の剤型は、薬剤学的根拠から決定されたものではない。「たまたま案出された一つの剤型」（『医薬ジャーナル』編集部 1968a: 40）である。製薬企業は「液状であるため消化器官からの吸収が早い」と説明していたが、薬剤学的根拠にもとづいて開発された剤型ではなかった（『医薬ジャーナル』編集部 1968a）。

ドリンク剤の人気が高かった様子は、医薬品専門誌の「ドリンクもの大繁盛」という記事で次のように言及されている。「夏場に入って大型瓶入り内服液剤（いわゆるドリンクもの）業界は大繁盛を呈している。ひと月に全生産で一千万本をこすとみられ、メーカーにとっても、小売りにとってもドル箱。まさにドリンクさまさまである。清涼飲料水業界はおカブをとられそうだと、しきりに気にしているが、業界では冬場対策に『加温器』を登場させようとしている」（『月刊薬事』編集部 1963c: 18）。

アンプル剤・ドリンク剤の人気が絶頂だったのは、一九六三、六四年の二年間である。夏季は清涼感のあるドリンク剤が好んで服用された。「薬局にはストッカーが並び、『冷蔵庫の奥に薬局がある』と皮肉られる景観が出現した」（『医薬ジャーナル』編集部 1968a: 37-38）。いっぽう、冬季にはかぜの流行によりアンプル入りかぜ薬の販売量が多くなった。「夏ドリンク―冬アンプル、あるいは昼ドリンク―夜アンプルという構図ができ、類縁二剤型がたがいに侵食しあうことなく、むしろ相補しあって栄えたのである」（『医薬ジャーナル』編集部 1970a: 38）。

アンプル剤・ドリンク剤が果たした役割は次のようにまとめることができる。アンプル剤は、テレビコマーシャルをまねて薬局の店頭でストローでチュッと吸う人がいたなど、ドリンク剤もふくめて医薬品をより親近感のあるものとして市民の生活の中に浸透させた。「〝寝てのむ薬〟〝坐ってのむ薬〟から〝立ってのむ薬〟がアンプル・ドリンク剤ではじめて出現した」（『医薬ジャーナル』編集部 1970a:

89)。「『薬をのむ人』を『患者』からまぎれもない『消費者』に変えた」(『医薬ジャーナル』編集部 1970a: 87)という。結果、アンプル剤・ドリンク剤は市民に医薬品との接触の機会を増大させることになったのである(上原 1962;『医薬ジャーナル』編集部 1968a, 1970a)。

さらに、アンプル剤・ドリンク剤が流行した背景には、大量消費という市民の生活行動の変化もあった。第二章でも述べたが、当時、医薬品はテレビコマーシャルも多く、消費文化の一躍を担う花形であった。アンプル剤・ドリンク剤は、疾病を治療する医薬品というよりは嗜好的な性格が強い「ムード商品」であるがゆえに、テレビコマーシャルなどの宣伝活動をたくみに展開して需要を開拓していったのである(『医薬ジャーナル』編集部 1968a, 1970a)。

しかし、アンプル剤は国内では大流行しているが、この形態は「きわめて日本的な、わが国独特のもの」(『医薬ジャーナル』編集部 1968a: 36)であり、国外で販売先を開拓することは非常に困難だとも評価されている。

アンプル剤・ドリンク剤が社会に普及した結果、医薬品の食品化、清涼飲料水化が市民や清涼飲料水業界から問題視されるようになった。「清涼飲料水のような医薬品」と「医薬品のような清涼飲料水」とが現れることによって、医薬品として製造承認されたものと食品である清涼飲料水とが混在するようになったのである。両者の違いは、効能効果をうたえば医薬品、うたわなければ非医薬品という表示だけであった(『医薬ジャーナル』編集部 1968a, 1970a)。

当時の状況は、専門誌の記事で次のように批判されている。「特に最近のドリンク、アンプル等は清涼飲料水と大同小異の取り扱いを受けているように見受けられる。或る人の如きは〝一カ月一人で二万円分飲んだ〟なんて云っている人もいる位だ。アンプル栄養剤はいくら服んでも無害であるなら、医薬品としてでなく、清涼飲料水として売ればよいと思う。薬なら薬らしく売ることが大切だ。また大衆広告に至って《ママ》目を覆うものがある。これも中止させる必要がある」（『月刊薬事』編集部 1963d: 15）。

当時、アンプル剤・ドリンク剤はレジャーブームと結びついて、医薬品ではあるが、旅館やゴルフ場など薬局薬店以外のレジャー施設で、清涼飲料水とともに違法販売されることが多くなった[1]。これによって、医薬品と非医薬品である清涼飲料水との区別があいまいになり、「大衆薬の食品化、清涼飲料水化」が進んだのである。

この点について、市民および薬局薬店などの小売り業界、清涼飲料水業界、それぞれの立場から批判が出た。市民からは、医薬品と食品との区別をあいまいにし、医薬品を毎日服用する習慣を作り出したと批判された（二場 1972d）。薬局薬店からは、清涼飲料水である「どこでも売れる医薬品にあらざるドリンク剤」が医薬品と間違われて購入されるため、取り締まるべきだという要望が出た（『医薬ジャーナル』編集部 1968a, 1968c）。

いっぽう、清涼飲料水を製造販売する業界からは、ゴルフ場などのレジャー施設で「清涼飲料水のような医薬品」が販売されていることにたいして、ドリンク剤が医薬品のイメージを逸脱しているという批判がおこり、清涼飲料水と同様の課税をすべきだという圧力があったのである（『読売新聞』1966.7.21 朝刊、15面）。

第二節　アンプル入りかぜ薬による事故の発生と販売への影響

第一項　アンプル入りかぜ薬による事故への対応

このように社会に普及していたアンプル剤・ドリンク剤だが、一九六五年、アンプル入りかぜ薬の服用による死亡事故が相次いでおこった。かぜが流行する二月から三月の一カ月足らずの間に、アンプル入りかぜ薬の服用によると考えられる、死亡をふくむ一九件の事故が全国的におこったのである。死亡者の中には中学生もふくまれていた[2]（『読売新聞』1965.2.16 朝刊、14面；『朝日新聞』1965.2.17 朝刊、14面）。事故の死因は個人の体質に由来するところも大きかったが、ピリン系薬剤による急性の中毒だと考えられる報告が多かった。アンプル入りかぜ薬によるショック死は突然発生したものではなく、それ以前の六カ月間にも死亡例はなかったが、重篤な症状を現わしたものもふくめて数百名の事故があったことがわかった（『月刊薬事』編集部 1965b; 池田 1968）。

専門誌では「脱皮を迫られる薬務行政」として、「二月一一日千葉県下で強力パブロンに起因すると思われる死亡事故に端を発したアンプル入り感冒薬事故は三月二日まで一九件の報告が行なわれ、医薬品の製造許可基準に対する世論の関心を高めた」（『月刊薬事』編集部 1965b: 450）と報じられている。

厚生省による事故への対応は次のようなものであった。一九六五年二月一七日に、厚生省の薬務局長会議で死亡事故の原因や規制の必要などについて、資料を集め調査する方針が決められた（『朝日新聞』1965.2.18 朝刊、15面）。この調査を開始後にも死亡事故が発生し（『読売新聞』1965.2.20 夕刊、7面）、これをかんがみて厚生省は緊急会議を開き、同月二〇日に厚生大臣は談話を発表した。その内容は、ショック死の事故に関連したと考えられる、強力パブロン、強力テルミックを製造販売していた大正製薬が、厚生省の要請によって、自主的にこれらのアンプル剤の製造販売および出荷を停止することになったというものであった。さらに、事故に関連したと考えられるエスピレチンアンプルについても、製造元のエスエス製薬にたいして同様の措置をとるよう厚生省が要請し、これについても販売のみ停止の措置がとられたのである（『朝日新聞』1965.2.21 朝刊、15面；『読売新聞』1965.2.21 朝刊、15面）。

厚生省は、佐々貫之（当時、関東逓信病院長）ら九名の学識経験者からなるアンプル入りかぜ薬の安全性に関する検討会を開催し、二月二二日、この検討会において、明確な学問的結論が出るまでは製薬企業各社に販売停止をふくむ販売自粛を要望するという対策を打ち出した。そのため、翌二三日、厚生省薬務局長らが各都道府県および日薬連に、アンプル入りかぜ薬を製造している全製薬会社にたいし、法的に強制力はないが販売の自粛を要請することを申し入れたのである（『朝日新聞』1965.2.23 朝刊、1面；『読売新聞』1965.2.23 朝刊、15面）。

二月二四日には製薬企業の集まりである大阪医薬品協会が、二五日には東京医薬品工業協会が、それぞれ緊急理事会を開き、ともにアンプル入りかぜ薬の生産、出荷の停止という厚生省の要請に協力するよう、協会に加入している製薬企業に申し入れた（『週刊朝日』編集部 1965;『医薬ジャーナル』編集部 1965b）。

　このように厚生省が、事故の発覚から短期間のうちにアンプル入りかぜ薬の製造販売や出荷停止を各製薬企業に要請した一連の対応は、「前例のない措置」であるという（『朝日新聞』1965.2.23 朝刊、1面；『週刊朝日』編集部 1965;『医薬ジャーナル』編集部 1965b）。厚生省への市民からの批判やサリドマイド事故の教訓によるものと考えられる。

　同年三月一日にさきの学識経験者からなる検討会によって、「ピリン系薬物がまざっているすべてのアンプル入りカゼ薬について、同様な事故が起る可能性が考えられる」（『朝日新聞』1965.3.2 朝刊、1面）といった内容の報告がなされた。この報告を受けて厚生省は、アンプル入りかぜ薬を製造している全製薬企業にたいし、出回っている商品を自主的に回収するよう要請した。二月の一連の対応以降もアンプル入りかぜ薬による事故が発覚しているためであった。この対応は「薬局の店頭からアンプル入りカゼ薬を一掃するため」（『朝日新聞』1965.3.2 朝刊、1面）であり、製薬企業の販売自粛を徹底するためであった。

　さらに、三月一九日、医薬品安全対策特別部会（佐々貫之部会長）がアンプル入りかぜ薬調査会を設け、中間結論を出した。この報告を受けて、厚生省は各製薬企業に今後もアンプル入りかぜ薬を製造停止するよう要請していくことになった（『読売新聞』1965.4.20 朝刊、15面；『月刊薬事』編集部 1965c）。

同年五月七日、中央薬事審議会はアンプル入りかぜ薬の製造販売を禁止すべきであるとの答申を行い、これを受けて厚生省は製造販売の禁止を正式に決定したのである。さらに、この答申では、アンプル以外のかぜ薬も安全性を高めるため、その配合処方を検討すべきであると提言された（『朝日新聞』1965.5.8 朝刊、14面）。

この答申を受け、厚生省はアンプル入りかぜ薬の事故対策として「かぜ薬の配伍・効能基準」を設け、今後、一般向けのかぜ薬の許可はすべてこの基準によることを決めた（『月刊薬事』編集部 1965d）。このかぜ薬の新配合基準が設けられたことによって、市販薬においてはじめて製造承認段階（製品内容）での制限の強化がはかられた。つまり、これから新たに製造承認する医薬品にたいして制限が強化されたのである。

同年五月二七日、厚生省薬務局は、かぜ薬新基準の運用方針、市販品の取り扱いなど具体的なかぜ薬の取り扱い方針を通達した。その内容は「①市販品は消滅するまで販売を認めるが一二月以降は使用上の注意事項などを添付すること②七月末までに新基準へのきりかえを行なうなど」（『月刊薬事』編集部 1965f: 894）であった。この基準の適用によって、製薬企業各社が販売していたかぜ薬の品目数は減らなかったが、製品の画一化や効果の軽減をもたらしたとされ、実質的な市販薬のかぜ薬の後退になったと医薬品の専門誌では言及されている（『医薬ジャーナル』編集部 1968c, 1969b）。

また、当時の日薬連会長らなどの参考人を衆議院社会労働委員会に喚問するなど、アンプル入りかぜ薬による事故は国会での関心も高かった（『月刊薬事』編集部 1965e）。

かぜ薬の新配合基準が定められるなど、この事故は一九六〇年代の安全性確保のための薬事関連制度の整備に一定影響を与えたのである。この事故を契機に、アンプル入りかぜ薬の製造販売が禁止になったのはもとより、これ以外のアンプル剤型の人気も一気に下がり衰退していったのである。これ以後、アンプル剤型は強壮薬の分野でのみ細々と販売されるにいたった。この事故は、市民の医薬品への不信を高める契機となり、「大衆薬の衰退」の一因となったとされる（『医薬ジャーナル』編集部 1968a, 1970a, 1970b）。

第二項　アンプル剤事故以降のドリンク剤の販売と販売の規制

アンプル入りかぜ薬による事故は、アンプル剤・ドリンク剤の生産や販売にどのような影響を与えたのだろうか。

国内の医薬品産業の総生産は、一九六一年から一九六四年の四年間は、総生産額が対前年比、毎年二〇％を超える躍進を続けた。この時期に、一九六一、六二年のアンプル剤ブームと、一九六三、六四年のドリンク剤ブームが重なったとされる。第二章ですでに述べたが、一九六二年はビタミンB$_1$誘導体製剤の普及および総合ビタミン剤などの内服液への進出による「内服薬・保健薬ブーム」であり、この年の医薬品産業の増産はこれによるものであったと考えられる（薬業経済研究所 1963）。

しかし、アンプ入りかぜ薬による事故が市販薬の生産に打撃を与えた。事故を契機に、アンプル入りかぜ薬以外のアンプル剤の売り上げも大きく落ち込んだ。一九六五年から一九六七年にかけては、この事故に起因すると見られる市販薬消費の停滞によって、一〇%前後の低成長であった。医療機関向けの医薬品でも健保財政赤字対策として薬価基準切り下げなどがなされ、医薬品産業は一九六五年以降しだいに不況色を強めた[3]（『医薬ジャーナル』編集部 1967b; 二場 1972e; 瀬谷 1980）。

再販制度を利用した製薬企業販売網の系列化が進んだ一九六五年頃には、医薬品の生産に占める市販薬の比率は四〇%弱に低下した。たとえば、一九六五年の医薬品の生産が約四六〇〇億円であったが、このうち市販薬の生産は一七〇〇億円で、三七%程度であった（佐藤 1980）。

市販薬の製造販売の中心を占めていたのは総合ビタミン剤およびビタミンB_1誘導体製剤であったが、一九六五年にはその売り上げが停滞した。生産額の対前年比で一九六三年は四一%増額、一九六四年には二〇%増額であったのが、一九六五年では対前比年一三%減となった。この要因は、ビタミンB_1誘導体製剤の不振（生産額の対前年比一九%減）によるものだとされる。ビタミンB_1誘導体製剤の生産は、一九六五、六六年と二年続けて減産したのである（しかし、一九六七年には再び増産した、清水 1967; 薬業経済研究所編 1967）。

しかし、アンプル入りかぜ薬の事故の後もドリンク剤の販売は順調であった。

「このアンプル剤のつまずきがドリンク剤にどのようにはねかえるか、心配された。しかし結果は、まったくの安泰であった。四〇年（引用者注　一九六五年）夏には、不況ムードと冷夏でふるわず、……四一年（引用者注　一九六六年）からは持ちなおし、年間需要が平均化し、さらに四二年（引用者注　一九六七年）夏には、猛暑のせいもあって飛ぶように売れ、第二のピークを形成した。〝水もの〟といわれながら、徐々に定着化してきたと見ることができる」（『医薬ジャーナル』編集部 1968a: 38）というような状況であった。

ドリンク剤の第二のピークの主力商品はリポビタンDであった。この商品が一九六七年の医薬品のドリンク剤の年間生産量における三分の一を占めた（『医薬ジャーナル』編集部 1967a, 1968a, 1970a）。一九六八年から一九七〇年にかけて、ドリンク剤の生産額は年間三〇〇億円に及ぶほどであり、総医薬品生産額の五％前後を占めたのである（『医薬ジャーナル』編集部 1970a, 薬業経済研究所編 1970）。

アンプル入りかぜ薬による事故などを受けて緊急の解決すべき課題となったものの一つに、医薬品の一般向け広告がある。医薬品広告については、本来の効能効果と認められない表現をした誇大広告や乱用を助長するものなどが市民などから問題視された。そのため、たびたび国会などでもこの問題が指摘された。さらに、市民などからは、広告宣伝費への多額の出費が医薬品の価格にはね返って、不当に高額になっているのではないかという指摘もあった（『月刊薬事』編集部 1966;『医薬ジャーナル』編集部 1970a; 二場 1972e）。

ドリンク剤にたいして医薬品と食品との区別をあいまいにしたなどの批判が市民からあったことについてはさきに述べたが、とりわけドリンク剤の広告において、ビンに水滴をつける写真など清涼感を強調していることが、食品である清涼飲料水との混同を招いているとされた。このことが、国会および厚生省、市民から問題視されたのである。そのため、市民や国会などからは、ドリンク剤の広告はあくまで医薬品であるという主旨を逸脱しないようにし、また消費者が清涼飲料水または食品などと誤認するような販売方法を改善すべきだとの要望が出された（『医薬ジャーナル』編集部 1966c, 1968d）。

アンプル入りかぜ薬による事故後の医薬品広告へのこのような批判をかんがみ、厚生省は一九六六年二月に製薬企業各社に「医薬品広告に関する当面の自粛要望」を提示して行政指導を行った。この自粛要望の内容については第五章でくわしく述べているが、テレビのスポットコマーシャルや新聞の色刷り広告など目立つとされる広告の量を減少させることや、ドリンク剤などの一般向け広告の自粛をもとめるものなどであった（『医薬ジャーナル』編集部 1966c）。

ドリンク剤の広告については医薬品広告の範囲を厳格に守り、消費者が清涼飲料水または食品などの広告と誤認したり、不適正な使用を助長したりする広告を一般向けに行わないよう極力自粛することを要望したのである（『医薬ジャーナル』編集部 1966b, 1966c）。

いっぽうで清涼飲料水業界からは、一九六六年四月の物品税法の改正以降、医薬品のドリンク剤にたいして清涼飲料水と同様の課税をもとめる圧力があったことについても述べたが、製薬企業および薬局薬店などの小売り業界はこれに強く反対していた。

このような課税圧力などに対応するため、厚生省は一九六八年四月以降に製造されるドリンク剤にかんしては、医薬品である旨を明示して、薬局薬店のみで販売し、なおかつ店頭には陳列しないなどの販売方法をとり、清涼飲料水と間違えるような派手な宣伝をしないものに限り、清涼飲料水と同等の課税はしないという対応をとった（『朝日新聞』1968.2.21 朝刊、14面；『読売新聞』1968.4.24 夕刊、11面）。

厚生省は、医薬品という概念を逸脱しないよう販売や宣伝方法を規制し、非医薬品である清涼飲料水と明確な一線を画することを製薬企業および薬局薬店などに義務づけ、問題の帰着をはかったのである（『医薬ジャーナル』編集部 1969b, 1970a）。

具体的には、（一）清涼飲料水との区別があいまいにならないよう医薬品であることを明示する、（二）医薬品の本旨を逸脱した渇をいやし清涼感を得るために服用するものと誤解させる広告や、製造承認を受けた一日分の用量をこえて反復服用することにより効果を増すと誤解させるような広告は止める、（三）薬局薬店以外の販売許可がない場所での販売の禁止は当然のこと、小売店頭でもストッカーを人目につかないところへ置き、ほかの医薬品と区別して推奨販売などを止めるなどであった（『医薬ジャーナル』編集部 1968a, 1968c, 1969b）。しかしながら、このような販売の規制にたいして、「ストッカーは断固動かさぬ」など、薬局薬店などの小売り業者からは強い反発が出たのである（荒川ほか 1968）。

第三節　小括

本章では、現在も販売されているドリンク剤は、一九六〇年代はじめに人気があったアンプル剤から派生し、販売されはじめたという事実を確認した。

派生の元となったアンプル剤は、注射を連想させ即効性を期待させる商品であった。さらに、液状であることから味をつけることを可能にし、食品化した医薬品であったといえる。製薬企業は、薬局薬店の店頭でストローを使って服用する様子を宣伝に利用するなど、「医薬品としての特性」を考慮したとはいえない販売戦略がとられていた事例である。

アンプル剤のうちのかぜ薬による事故が生じたことにより、市民などによる厚生省や製薬企業への批判は高まり、結果、医薬品の製造承認の規制を加速させたのである。アンプル入りかぜ薬の製造販売が禁止されたのはもとより、事故を受けて一九六五年にはじめて、厚生省は市販薬の「かぜ薬の配伍・効能基準」を設けた。これは、今後、新たに製造承認する市販薬のかぜ薬についての基準であり、はじめて製造承認段階（製品内容）での制限の強化がはかられたのである。このようにアンプル入りかぜ薬による事故は、医薬品の製造承認の規制を加速させ、この措置により「大衆薬規制」がいっそう進んだなどと専門誌などで評された。

次に、アンプル剤から派生したドリンク剤であるが、当初は医薬品として誕生し、この人気にあやかって似たような形状の清涼飲料水が登場したことにより、医薬品のドリンク剤と食品のそれとが混同されるようになった。この点が異なる立場の多様な利害から問題視された。

まず、清涼飲料水業界は、医薬品のイメージを逸脱して「清涼飲料水のような医薬品」が販売されていることによって業界の利益が侵食されていると主張し、これらにたいして清涼飲料水と同等の課税をすべきだという圧力を厚生省にかけた。

いっぽう市民などからは、ドリンク剤の清涼感を強調する広告や薬局薬店以外のレジャー施設などでの販売が、食品である清涼飲料水との混同を招いており、医薬品と食品との区別をあいまいにしたと批判された。医薬品としてふさわしい販売がなされておらず、販売方法を再考すべきだとも主張された。

このような圧力や批判への対応として、厚生省は市民に医薬品のドリンク剤を清涼飲料水と誤認させるような広告を改善させ、清涼飲料水と間違うようなドリンク剤の販売方法などを規制したのである。

アンプル剤・ドリンク剤は液状であったことにより、味や清涼感をつけ加え医薬品の食品化を進めた。さらに、嗜好的な性格が強い「ムード商品」として、広告などを利用して需要を開拓していったのである。アンプル剤・ドリンク剤は食品のように毎日服用することを推奨し、結果、市民が医薬品と接触する機会を増大させたといえる。

〔注〕

1　アンプル剤の違法販売については次のように対応された。

〈ニュースメモから　▽アンプル薬の販売自粛を要請〉

薬務局は二月中旬、ゴルフ連盟関係者を招いて「最近ゴルフ場でアンプル入り栄養剤を販売する例が目立っているが、登録販売の懸念があるので会員に十分注意するよう」警告した。(『月刊薬事』編集部 1963a: 15)

2　一九六二年二月にも二〇代の男性一人が、アンプル入りかぜ薬を服用した後に死亡する事故があった。診察した医師は、個人の体質による「ショック死」ではないかとの見解を示していた（『読売新聞』1962.2.11朝刊、11面）。

3　しかし、一九六八年以降は医療機関向け市場への重点移行によって、医薬品生産は再び二〇％台の高成長を回復した（『医薬ジャーナル』編集部 1967b; 二場 1972e; 瀬谷 1980）。

第四章

精神のビタミン剤——トランキライザー

第一節　トランキライザーとはなにか

第一項　Mother's Little Helper の正体

本章では、現在は医療機関の処方によって流通している向精神薬が、一九五〇年代から一九七〇年代はじめまでは市販されていた事実を確認し、さらにどのような経緯によって市販が規制されたのかを検証する。

本章で分析する市販されていた向精神薬とは、現在は抗不安薬と呼ばれているものの一種であり、当時はトランキライザーと呼ばれていた医薬品である。厳密には、過去に市販されていた抗不安薬と現在処方されて流通しているそれとは同一ではない。しかし、向精神薬が市販されていた事例を検証することによって、次のような点が明らかにできると考える。それは、当時どのような医薬品の特性が厚生省および製薬企業によって軽視されていたのか、そのうえでどのような商品化がなされていたのか、向精神薬を市販することによっていかなる問題が浮上しどのような目的で市販が規制されたのか、などである。そのため、これまでの章で述べた保健薬ブーム、アンプル剤・ドリンク剤ブームと同時代に、同じくブームを形成したトランキライザーの事例を検討する。

国内の事例ではないが、一九六〇年代のイギリスやアメリカにおけるトランキライザーの位置づけについては、イギリスのロックバンド The Rolling Stones の楽曲の歌詞からうかがうことができる（Kramer 1993=1997; Wikipedia 2021）。

彼らが一九六六年に発表した楽曲〝Mother's Little Helper〟の歌詞の概略は次のようなものだ。家庭において妻や母親といった役割を負っている女性たちは、ときに夫や子どもへの対応に苦戦することがある。彼女たちが冷静さを取りもどすための手段の一つに、医師から処方された小さな黄色の錠剤がある。この錠剤が彼女たちが忙しい一日を過ごすための支えになっている。[1]

この歌詞の中で言及されている「小さな黄色の錠剤」が楽曲のタイトルである mother's little helper だと思われる。これはいったいなになのか。アメリカの精神科医 P.D.Kramer が、抗うつ剤の一種であるプロザックの効果を紹介した著書の中で、これについて説明している。

ママの小さなお手伝いさんとは錠剤である。ミルタウン、アンフェタミン、バルビタール、リブリウム、ヴァリウムは、五〇年代と六〇年代初頭にもっとも人気が高く、広く手に入った薬剤で、女性をつけあがらせないために、また不快であるべき状況でも女性が快適でいられるために、さらにはどうでもいい仕事に集中させるために使われた。[2] (Kramer 1993=1997: 64)

ここで言及されているアンフェタミンは覚醒剤の主成分であり、これ以外の錠剤、ミルタウン、バルビタール、リブリウム、ヴァリウムがトランキライザーに該当する。一九五〇年代六〇年代、日本国内では抗精神病作用のあるものをメジャー・トランキライザー、神経症不安などに有効なものをマイナー・トランキライザーまたはトランキライザー、精神安定剤と呼んでいた。このマイナー・トランキライザーは、現在の抗不安薬に相当する(風祭 2006)。この抗不安薬は、中枢神経に作用して神経や筋肉の緊張を弛緩する効能効果をもつ。

さきの引用からもわかるように、Kramer によれば一九六〇年代のアメリカではトランキライザーは精神疾患の治療に使用されていたことに加え、家庭にいる主婦が家事労働に専念できるよう、日常の不安を軽減することなどにも使用されていた。

一九五〇年代から一九八〇年代にかけてのアメリカでのトランキライザーの流行および変遷を分析したものに、M.C.Smith の研究がある(Smith 1985, 1991)。研究発表当時、Smith はミシシッピ大学の教授で製薬業界のマーケティングなどを専門としていた。該当時期のアメリカでのトランキライザーの流行を、マスメディアの記事の変遷、医療従事者向けの広告などから分析している。これらの資料から、流行の様子やアメリカ社会におけるトランキライザーの位置づけを明らかにした。

国内での一九五〇年代以降のトランキライザーの使用については、向精神薬の歴史にかんする論文を多数著述している精神科医の風祭元をはじめ、臨床での使用状況や市販されていたトランキライザーの流行について言及している文献がある。しかし、Smith の研究のように、一九五〇年代から一九七〇年代にかけて国内でトランキライザーがどのように宣伝されていたのかや、いかに服用されていたか、どのような経緯で市販が規制されたのか、について子細に論じた研究はない。

そこで、本章ではトランキライザーが製薬企業によって、当時、精神のビタミン剤を彷彿させるような宣伝が行われていたことや、市販が規制された歴史的経緯などを検証する。

第二項　トランキライザーの新聞広告

国内で最初に販売されたトランキライザーは、医薬品の一般名をメプロバメートといい、一九五六年一一月に製造承認された。同年一二月に、「アトラキシン」という最初の商品が販売された。この商品は後にメプロバメート製剤の代名詞となった。さらに、一九六一年に、メプロバメート製剤とは成分が異なるトランキライザーとして、「バランス」「コントール」という商品（医薬品の一般名はクロルジアゼポキシド）が販売された（風祭 2006）。アトラキシンをはじめとするトランキライザーは、当時、製薬企業によってどのように効能効果などが宣伝されていたのだろうか。

まず、アトラキシンに代表されるメプロバメート製剤についてである。これは緊張した神経などを

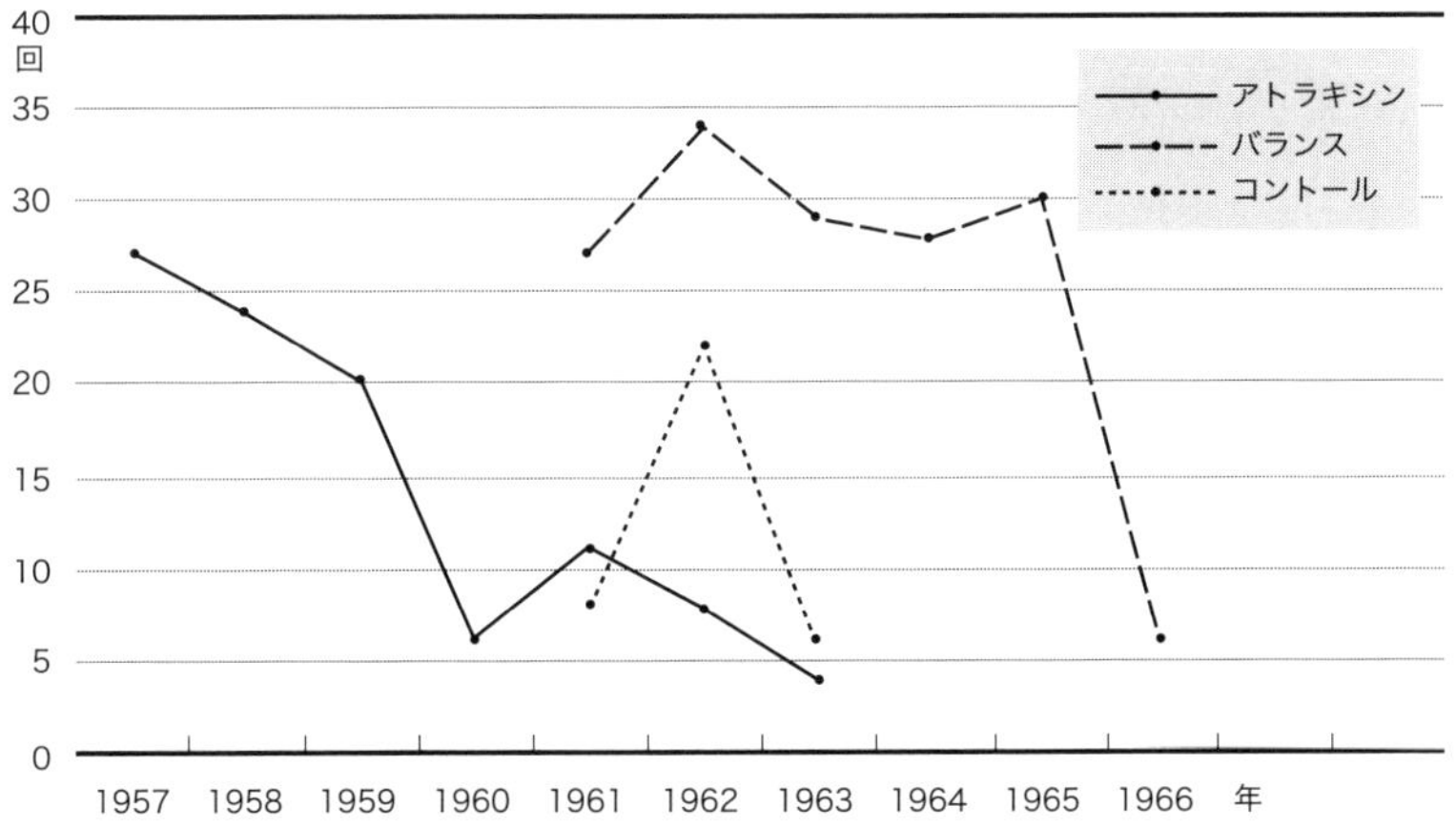

図９　トランキライザーの『読売新聞』広告掲載数の推移

弛緩させる効能効果があるため、夜間労働者を昼間の安眠に導いたり、文化人病であるノイローゼに効くとされていた。第一製薬が販売していたアトラキシンのほか、エリナ、ハーモニンなど約二〇種類が市販されていた。[3] アトラキシンの広告が掲載されていた主要な媒体の一つとして新聞が挙げられる。読売新聞における広告の掲載は一九五七年から一九六三年であり、一九五七年から一九五九年にかけては月に約二回掲載されていた（図９、バランス、コントールの新聞広告の掲載数についてもこの図のとおりである）。

これらのトランキライザーの新聞広告では、どのような医薬品として市民に伝えられていたのか。

市販直後の一九五七年一月のアトラキシンの広告は次のようなものだった。

【全米治療界の話題！文化人病・都会人病の新しい薬[4]】（図10）

ノイローゼの追放…　騒音、雑踏、複雑な対人関係などの影響（ストレス）を受けて文化人、都会人の神経や筋肉は絶

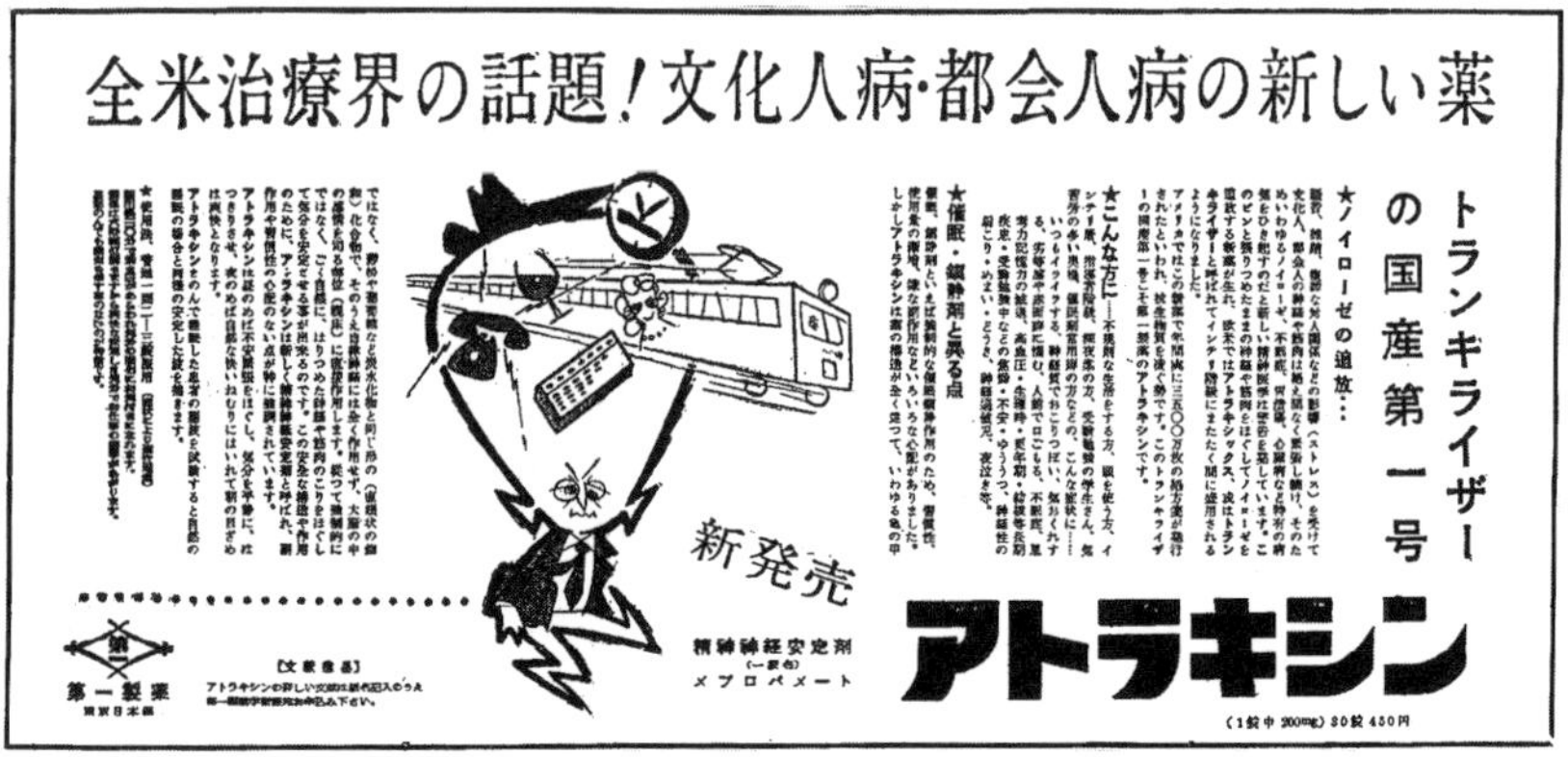
全米治療界の話題！文化人病・都会人病の新しい薬
トランキライザーの国産第一号
新発売
精神神経安定剤
メプロバメート
アトラキシン
第一製薬

図 10　アトラキシンの新聞広告①

え間なく緊張し続け、そのためいわゆるノイローゼ、不眠症、胃潰瘍、心臓病など特有の病気をひき起すのだと新しい精神医学は警告を発しています。このピンと張りつめたままの神経や筋肉をほぐしてノイローゼを追放する新薬が生れ、欧米ではアトラキシックス、或はトランキライザーと呼ばれてインテリ階級にまたたく間に盛用《ママ》されるようになりました。……

　こんな方に…　不規則な生活をする方、頭を使う方、インテリ層、指導者階級、深夜業の方、受験勉強の学生さん、気苦労の多い奥様、催眠剤常用癖の方などの、こんな症状に…　いつもイライラする、神経質でおこりっぽい、気おくれする、劣等感や赤面癖に悩む、人前で口ごもる、不眠症、思考力記憶力の減退、高血圧・生理時・更年期・結核等長期疾患・受験勉強中などの焦燥・不安・ゆううつ、神経性の肩こり・めまい・どうき、神経過敏児、夜泣き等。……

　アトラキシンは昼のめば不安緊張をほぐし、気分を平静に、はつきりさせ、夜のめば自然な快いねむりにはいれて朝の目ざめは爽快となります。（『読売新聞』1957.1.14 朝刊、5面）

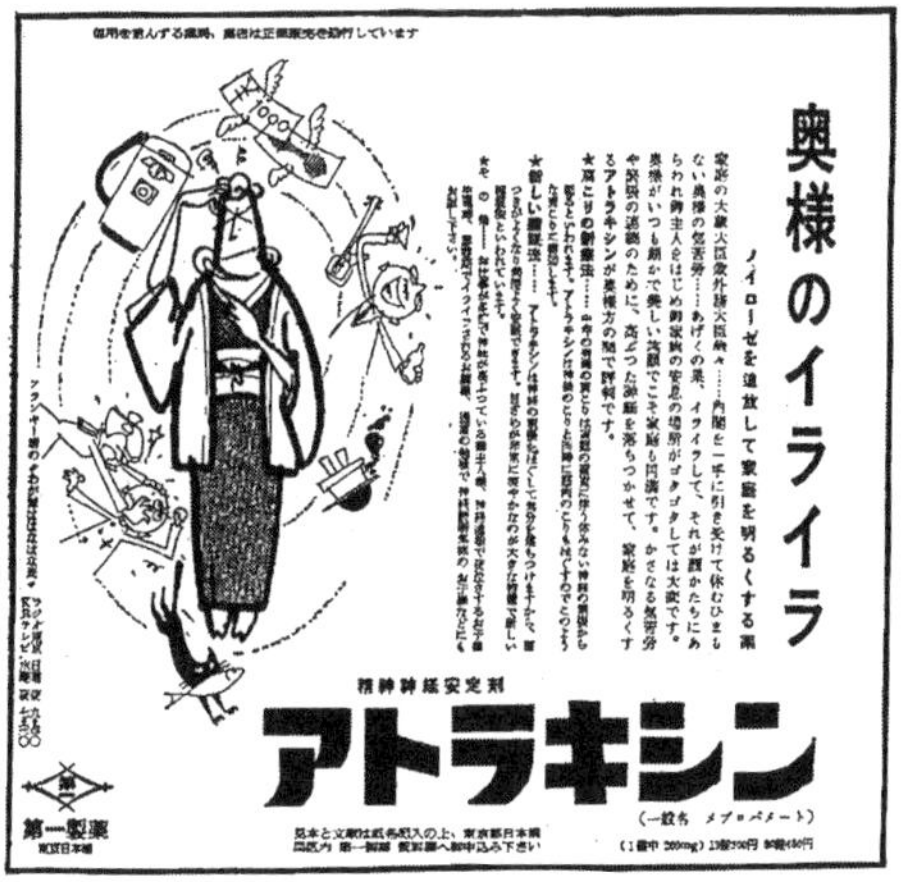

図 11　アトラキシンの新聞広告②

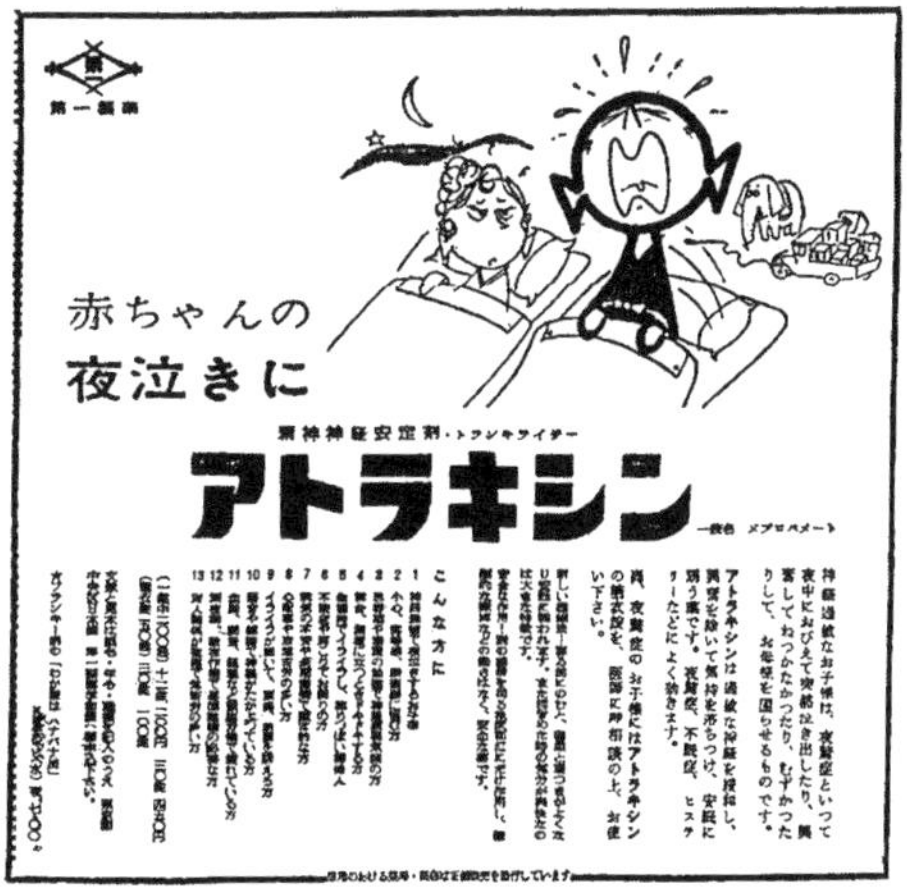

図 12　アトラキシンの新聞広告③

【奥様のイライラ】（図11）

ノイローゼを追放して家庭を明るくする薬

……内閣を一手に引き受けて休むひまもない奥様の気苦労……あげくの果、イライラして、それが顔かたちにあらわれ御主人をはじめ御家族の安息の場所がゴタゴタしては大変です。奥様がいつも朗かで美しい笑顔でこそ家庭も円満です。かさなる気苦労や緊張の連続のために、高ぶつた神経を落ちつかせて、家庭を明るくするアトラキシンが奥様方の間で評判です。（『読売新聞』1957.5.13 朝刊、6面）

【赤ちゃんの夜泣きに】（図12）

神経過敏なお子様は、夜驚症といって夜中におびえて突然泣き出したり、興奮してねつかなかったり、むずかつたりして、お母様を困らせるものです。

アトラキシンは過敏な神経を緩和し、興奮を除いて気持を落ちつけ、安眠に誘う薬です。夜驚症、不眠症、ヒステリーなどによく効きます。（『読売新聞』1958.3.30 朝刊、4面）

アトラキシンの新聞広告はこのようなものであった[5]。後発品であるバランス、コントールも、一九六〇年代はじめから半ばにかけて新聞に広告が多く掲載された。バランスの新聞広告の掲載は一九六一年から一九六六年で、掲載数は合計一五四件、おなじくコントールの新聞広告の掲載は一九六一年から一九六三年で掲載数は合計三六件だった（図9）。

バランス、コントールの広告は次のようなものである。

【心のバランスを保つ薬　バランス　モリモリ　ファイト！　バリバリ　仕事！】（図13）

心身がスッキリ爽快！　能力が気持よく発揮でき、いいアイデアがうかび、自信に満ちて、バリバリ仕事のはかどる楽しさ。食事が進み、からだは好調、夜は安眠できる毎日……　これこそ、近代人の理想！

あなたの心身を好ましいコンディションにする　バランス　はげしい神経刺激《ストレス》から、あなたを大

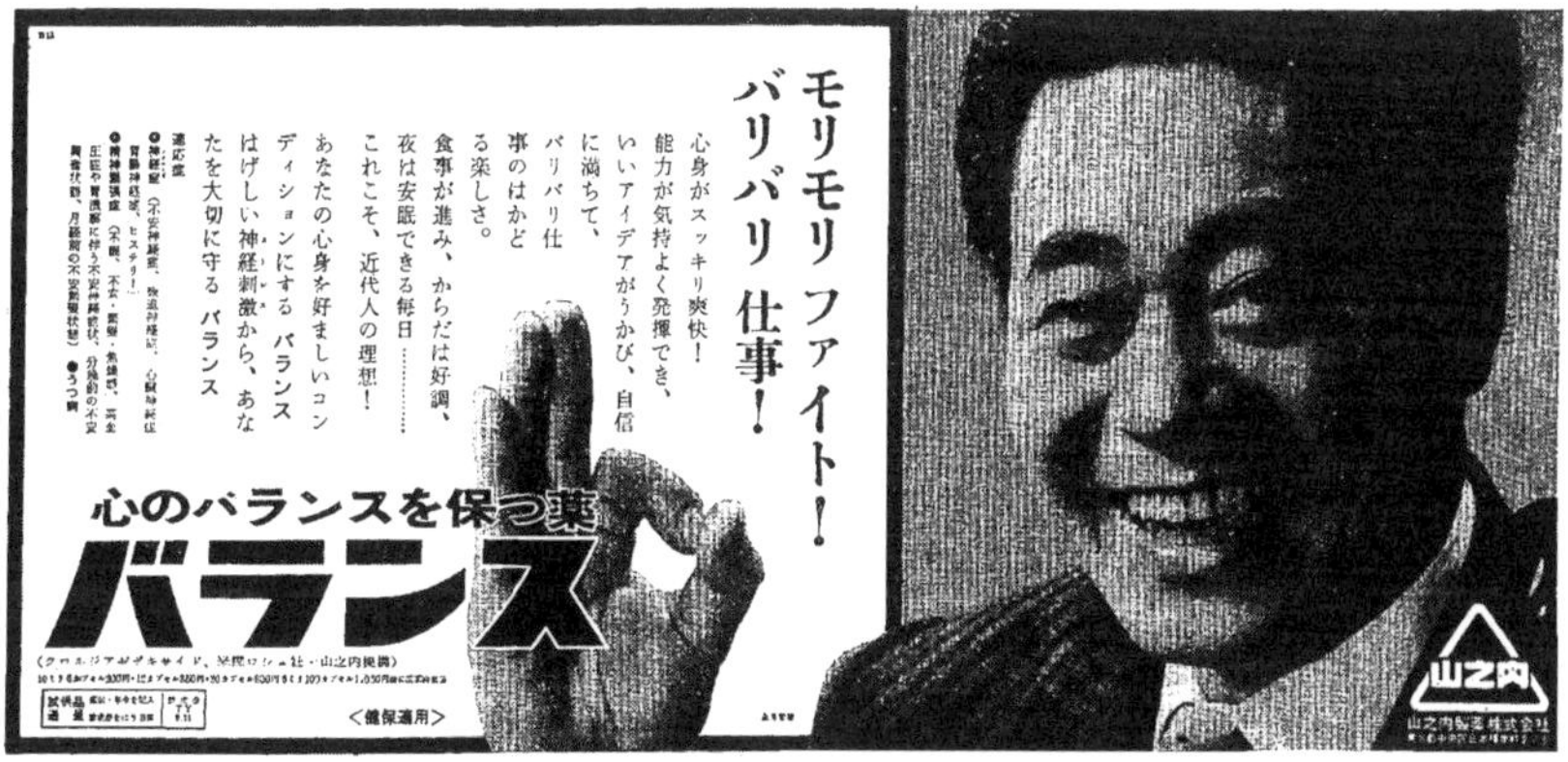

図13　バランスの新聞広告

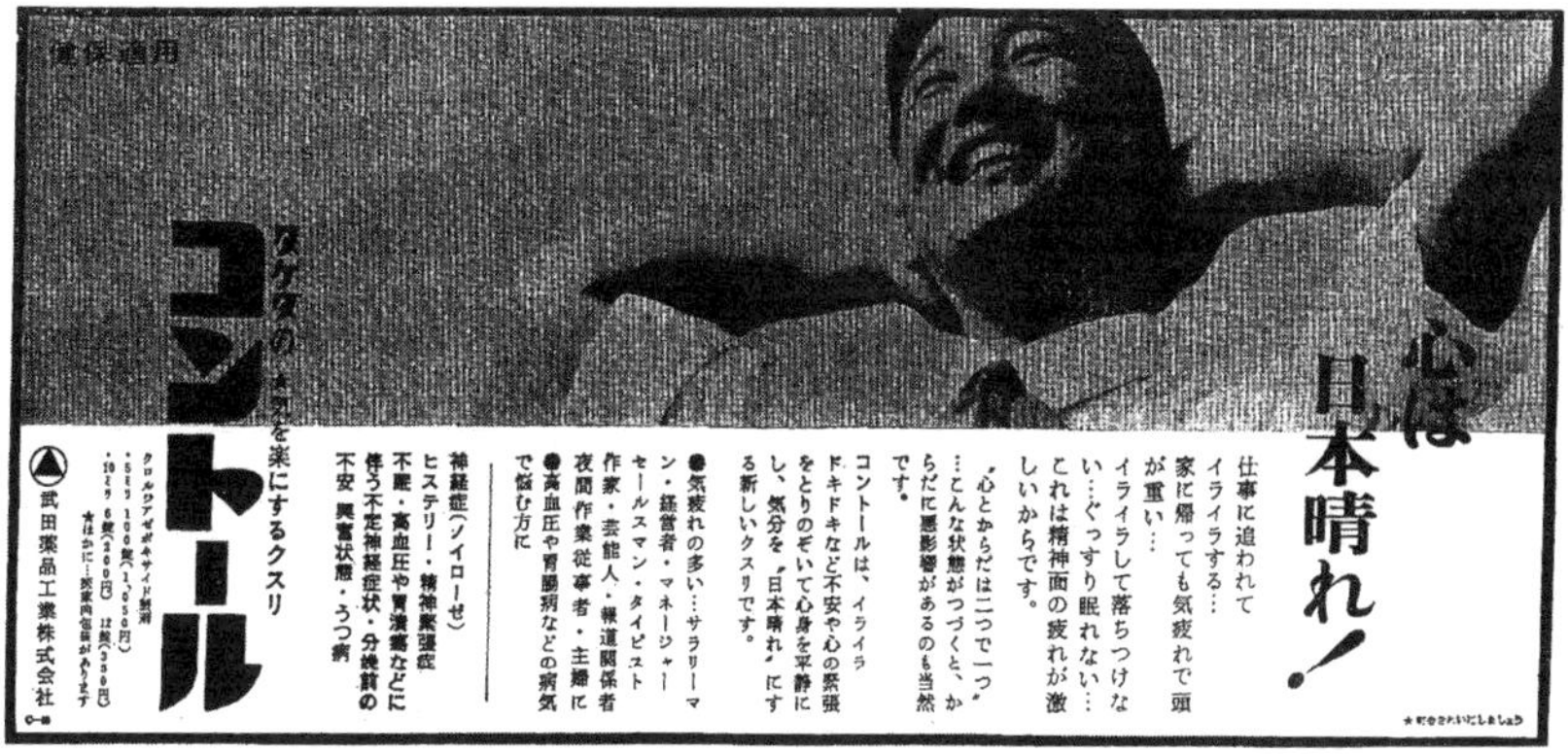

図14　コントールの新聞広告

切に守る　バランス（『読売新聞』1962.9.11夕刊、2面）

【気を楽にするクスリ　コントール　心は日本晴れ！】（図14）

仕事に追われてイライラする…家に帰っても気疲れで頭が重い…イライラして落ちつけない…ぐっすり眠れない…これは精神面の疲れが激しいからです。

〃心とからだは二つで一つ〃…こんな状態がつづくと、からだに悪影響があるのも当然です。

コントロールは、イライラ　ドキドキなど不安や心の緊張をとりのぞいて心身を平静にし、気分を〝日本晴れ〟にする新しいクスリです。

気疲れの多い…サラリーマン・経営者・マネージャー・セールスマン・タイピスト・作家・芸能人・報道関係者・夜間作業従事者・主婦に

高血圧や胃腸病などの病気で悩む方に（『読売新聞』1962.7.21夕刊、5面）

新聞に掲載されたバランス、コントールの広告はこのようなものであった。[67] 最初に市販されたトランキライザーのアトラキシンは、騒音や複雑化した対人関係など新しいストレスによって引きおこされるノイローゼや不眠症を解消する新しい医薬品として宣伝された。服用の対象者は、男性労働者、主婦、受験生、夜泣きする子どもなど多岐にわたる。効能効果があるのは、日常のイライラ、不眠症、肩こり、赤面症、人前で発表するさいの緊張などであった。ノイローゼや不眠などに加え、緊張や焦りなどの不快な症状を解消して日常を快適に過ごすことを助けるものとして、製薬企業によって宣伝されていたのである。

アトラキシンの広告は、おなじく第一製薬から販売されていた、第三章で言及した強肝剤「パントン錠」の広告の隣りに、「不安・焦燥・不眠に　精神神経安定剤　アトラキシン」という広告を小さく掲載する場合もあった（図6）。

一九六一年には、アトラキシンに続く新しいトランキライザーとしてバランス、コントールが販売された。たとえば、バランス販売当初の広告文は「モリモリ　ファイト！　バリバリ　仕事！」や「気が晴れる！　実力が出る」などであった。アトラキシンの広告と比較して、神経の疲労の回復を助け仕事の能率を上げるなど、より服用者の能力の向上や疲労回復の効能効果を前面に押し出した内容であった。

さらに、一九六一年一一月一日より「健保適用」つまり医療保険の適用になると、「ノイローゼ不眠に！」「神経がたかぶる　眠れない……これがノイローゼの第一歩！」など、ノイローゼといった精神疾患に効能効果があるという広告も掲載されるようになった。くり返すが、当時は医療用医薬品の一般向け広告は禁止されておらず、このように新聞に医療用医薬品の広告も掲載されていた。アトラキシンおよびバランス、コントールは医療機関で処方されてもいた（第二節第三項でくわしく述べているが、アトラキシンかんしては、一九六〇年頃から医療機関では処方されなくなった）。

第二章で述べた一九五〇年代から一九六〇年代はじめにかけて生じた保健薬ブームと同時期に、トランキライザーは強肝剤との抱き合わせ広告や、精神のビタミン剤を彷彿させるような広告などが新聞に掲載されていた。トランキライザーは、日常生活の焦りや緊張を緩和し、さらには能力を増強するなどと宣伝されていた。医師の処方せんなしに購入できる市販薬でもあり、子どもから大人まで多くの人が服用できる医薬品として製薬企業は宣伝していたのである。

第三項　新聞・雑誌などでのトランキライザーの紹介

このようなトランキライザーは、新聞・雑誌などでどのようなさいに服用する医薬品として紹介され、いかなる症状に効能効果があると取りあげられたのだろうか。

メプロバメート製剤は、「トランキライザー　新しい〝心の薬〟」などとたびたびメディアで紹介された。新聞記事で、唾を飲み込む音が気になって眠れなくなったアナウンサーの男性や、姑との不仲が原因でノイローゼになった主婦の病状改善に著しい効果を発揮したと述べられている（『朝日新聞』1957.1.15夕刊、４面）。

一九五七年三月発行の雑誌『サンデー毎日』の「〝幸福〟と〝心の平和〟の新薬　来るかトランキライザー時代」という記事では、トランキライザーは「重要な対人関係や受験の際の興奮、手術や産前の不安、騒音や不規則な生活からくるノイローゼを防ぐこともできる」とし、不安症、不眠症などなににでも効果を発揮する「万能ぶり」が紹介されている。そのため、一躍時代の新薬となるだろうし、メプロバメート製剤は「睡眠剤で一番問題になる習慣性がないこと、したがって常用してもクセになるという危険がまずない」ことが特徴であると紹介されている（『サンデー毎日』編集部 1957）。「トランキライザーの大洪水」と表現されるほどトランキライザーは新聞広告を多く掲載し、販売開始後八カ月で社会で名を広めたのである（『朝日新聞』1957.9.4夕刊、３面）。

また、受験雑誌『蛍雪時代』の一九五七年一二月号「読者相談欄　体の問題」という記事では、東京大学教授で医師の重田定正が、次のように質問への回答をしている。

【問】僕は気が小さいのか試験の時、特にその前夜胸がどきどきして寝られないのです。……また神経を落ちつかせたり、良く寝むれ《ママ》て翌朝の勉強にさしつかえのないような重宝な薬がございましたらどうかお知らせください。……

【答】トランキライザーというものが、ご希望にそっているのです。tranquilize または tranquillze をベスタ辞典でひくと、「しずめる、しずまる、落着かせる」とあります。実は、ノクターン・アトラキシン・アタラックスなどをわたしものみ、家族にものませました。なるほど、適当量だといらいらもしなければ、よく眠れます。（重田 1957: 145）

販売直後の一九五七年には、医師が大学受験を控えて精神的緊張を強いられている学生にトランキライザーの服用を勧めていた。

さらに、一九五八年には、アメリカの一般雑誌 *Time* でも「Honorable Tranki（トランキー様）」という見出しの記事が掲載されている。「日本人は感情的で錠剤を飲むことを好み西洋の真似をしたがるため、日本はトランキライザーにとって有望な市場であり、一九五七年にはメプロバメート製剤のみで高額の売り上げがあった」と記されている。また、「日本ではトランキライザーは処方せんなしで、どこの薬局でも容易に購入することができ、過剰な宣伝活動に押されて、日本人はトランキライザーを飲み下している」とも伝えられている（Times press 1958）。

バランス、コントールについては、一九六一年の「商品の知識　催眠剤　精神安定剤」という新聞記事の「伸びる利用範囲　副作用や毒性が少ない」という見出しの中で、「気ぜわしい時代の波に乗って、メプロバメートはブーム状態を続けてきたが、最近になって武田薬品のコントール、山之内製薬のバランスという新しい……トランキライザーが出てきました」と紹介されている。

いっぽうおなじ記事の「決められた量を守れ　専門医の指示か処方で」という見出しでは、「トランキライザーでも、米英ではメプロバメート中毒が続発している」と言及されており、「いいかえると、たとえ少量でも、朝も昼も夜も飲むようになると、慢性中毒の第一歩であり、このことは習慣性や毒性のほとんどないといわれるトランキライザーも同じこと」で、専門医の指示か処方で利用すべきであると注意が喚起されている（『朝日新聞』1961.8.27 朝刊、17面）。

また、おなじ記事の「発売翌日からの値下げ競争」という見出しでは、「トランキライザーはB薬局の場合、年配の知識階級に利用者が多いとのこと。値段はアトラキシン、ハーモニン、エリナなど、メプロバメートは一二錠で二〇〇円だが、三、四割も安く売っています。催眠剤よりも連用される性質の薬だから、値引きの割合も大衆保健剤の四、五割に近づいているわけです。最近売り出されたコントール、バランスというような新しいトランキライザーは六錠で二〇〇円と高いが、これも発売の翌日から値下げ競争がはじまりました」と、トランキライザーも過熱する小売りの乱売合戦の対象であったことが伝えられている（『朝日新聞』1961.8.27 朝刊、17面）。

医薬評論家の橋爪檳榔子《びんろうし》が、一九六二年の「精神安定剤の功罪」というコラムでトランキライザーの利用について、次のように言及している。

この新薬は実はいわゆる精神安定剤（トランキライザー）の一種。今までのこの種製剤《ママ》は人間の気持ちを安らかにするばかりでなく、ニワトリや乳牛、ヒツジなどに与えて不安な気分を安定させ、産卵数、乳量、羊毛をふやし、なかには競走馬にやって能率をあげるとか、それに結婚式の花嫁花婿、のぼせやすいスポーツマンや近く展開する入試地獄の受験生に落ちつきを与えるというので、精神衛生方面では、日本でも数年前からよく使われている。

一体、このトランキライザーという名は、トランキライズ、つまり〝安静にする〟とか〝落ちつかせる〟の意。アトラクシックスともいい〝無感動にする〟で、いわば〝ドライにする〟ことに通じることばだが、眠剤でも鎮静剤でもなく、たしかな定義はないものの、思考とか理解、記憶などには無関係で、単に情緒不安を除き、緊張状態をやわらげ、いわゆるノイローゼや精神興奮、精神病にきくというのが特徴。（橋爪 1962）

実際に動物にトランキライザーを与えた事例の報告もあった（Robinson 1959）。読売新聞の「くすりの知識」というコラムでも、一九六〇年代七〇年代にたびたびトランキライザーが紹介されている。このコラムの執筆者は複数で薬剤師などが担当していた。効能効果があり、軽減および解消するものとして、胃弱、不眠、ノイローゼ、頭痛、冷え性、肩こり、面接試験における過度の緊張などが挙げられていた（日野 1957; 石坂 1957, 1966a, 1966b, 1966c; 宮木 1957; 大西 1966）。

第四項　服用者の言説——松下幸之助など

一九六〇年代に発表された小説や日記の中に、アトラキシンを服用する場面についての記述がある。小説は創作ではあるが、当時の社会におけるアトラキシンの位置づけを知る助けにはなる。

作家の谷崎潤一郎は、一九六一年に発表した小説「瘋癲老人日記」の中で、アトラキシンについて言及している。主人公の老人が、日記にアトラキシンを催眠剤として服用したと記している（谷崎 1967; 川上 2010）。

> 予ハ昨日一日ノ無理ナ活動ガ祟《たた》ッテ、頸ノ周《まわ》リ、肩、腰、等々ノ痛ミガ激シク、昨夜モ夜ッピテ安眠デキナカッタノデ、再ビアダリン三錠トアトラキシン三錠ヲ飲ミ、佐々木ニ命ジテ背中ヤ肩ヤ腰ニサロンパスヲペタペタ貼《は》ラセテベッドニハイッタ。シカシヤッパリ寝ラレナイノデルミナールノ注射ヲシテ貰オウトシタガ、寝過ギルト困ルト思ッテ止メタ。（谷崎 1967: 474）。

また、電化製品製造販売業の創始者である松下幸之助もアトラキシンを服用していたと思われ、一服用者の言説として参照できる（川上 2010）。

一八九四年生まれの松下は、若い頃から不眠症に悩まされていた。松下にとって不眠症は生涯の悩みであった。発症の時期は松下が独立した頃と推測され、おもな原因は、独立したことによる社会的立場や環境の激変によって、精神的負荷が重くかかったことだという。さらに、松下自身が自らを「神経質」な性格と表したとされるが、独立によりそれが睡眠を妨げるほどに増幅したと推測される。いつから催眠剤を毎晩服用するようになったかは不明であるが、松下が創始した企業の会長に退いたのが一九六一年であり、この年に雑誌に掲載された松下の生活を日記風に追った記事の中にアトラキシンへの言及がある（川上 2010）。

> ただ、会長の持病？ に不眠症というのがある。一時は睡眠薬を飲んだりしたが、全然効果がない。……
>
> はたして、社宅のベッドの枕元には、メモ用紙と五、六本の鉛筆があった。……
>
> その他に、エビオスの大壜一コ、太田胃散一缶、アトラキシン一箱、ローヤルゼリー内服薬大箱一コ、蜂蜜一壜、栄太楼の梅干飴一缶、ビタオール大箱一コ、体温計、爪切り、手鏡……《ママ》などが、キチンと並べて置かれている。（『週刊文春』編集部 1961a: 84）

ここに列挙してある医薬品はすべて市販されていたものである。エビオスと太田胃散は胃腸薬であり、ローヤルゼリーは一九五八年にはじめてフランスから輸入されたのを契機に、当時は不老長寿の医薬品として騒がれていた（津田 1997b）。アトラキシンが枕元に常備されていたということは、松下がそれを常用していた可能性が高い（川上 2010）。

松下のアトラキシンの服用について、彼の研究者である川上恒雄は次のように解釈している。「このことからひとつ推測できるのは、市販の薬が数多く枕元にあるように、睡眠薬の入手についても、医師の処方によるのではなく、幸之助が独自に市販の薬を購入し、常用し始めたのではないか、ということである」[8]（川上 2010: 68）。

一九六〇年代はじめ、アトラキシンは市販の向精神薬ゆえに入手が容易であり、松下のように不眠に悩む人にとっても服用されていた。

新聞記事の中で「トランキライザーの大洪水」や「ブーム状態」などと表現されているように、トランキライザーは製薬企業の宣伝努力などによって流通量が増えた。薬事年鑑の資料によると、トランキライザーをふくむ催眠鎮静剤の生産額は、一九六一年から一九六二年にかけて毎年五割近く増産した（一九六〇年二八億円、一九六一年四三億円、一九六二年六三億円）。この増産は、一九六一年にバランス、コントールが販売されはじめたことによるものと考えられる。一九六二年には催眠鎮静剤の総生産額の約五〇％をバランス、コントールが占めた[9]（薬業経済研究所 1963）。メディアで流行していると取りあげられただけでなく、実際に生産量も増大したのである。

当時は医師や薬剤師などの医療従事者も、精神的緊張や不安などの緩和を目的に向精神薬を服用することは否定していなかった。国外では「中毒」の事例が報告されており、「習慣性」への注意が必要だと新聞などで言及されてはいる。しかし、この点を厚生省や専門家が問題視していたとはいえず、トランキライザーはノイローゼや不眠、精神的緊張、不安などの解消および軽減に有効な医薬品として位置づけられていたのである。

第二節　市販トランキライザーの社会問題化と販売の規制

第一項　トランキライザーの第一次規制

これまでに述べたように、トランキライザーは販売当初は市販されていたが、一九六〇年代七〇年代に徐々に市販は規制されていく。いかなる経緯によって規制されるようになったのか。トランキライザーのなにが問題として浮上したのだろうか。

一九五六年にメプロバメート製剤が国内で販売されたが、アメリカでは同年に、医師のF.Lemereがこの医薬品の「習慣性」への注意喚起と「慢性中毒」の禁断現象による「痙攣発作」を報告した。一九五九年には国内においても、岡山大学医学部教授の奥村二吉など二〇名の学者によって、メプロバメート製剤による「慢性中毒」の患者が、禁断時に「痙攣発作」をおこした事例が報告された（奥村・池田 1959; 川合 1972）。このような報告もあり、病院などの医療機関では使用を控えるようになった。また風祭も論文の中で、一九六〇年頃からアトラキシンの依存性が、国内の臨床においても問題になっていたことを指摘している（風祭 2006）。

一九五九年には、厚生省保険局がメプロバメート製剤を「使用制限通牒」の対象とした（昭和三四年三月五日保険発第三〇号）。「使用制限通牒」とは、保険経済上の見地から高価で繁用される可能性のある医薬品については、適応症の制限、使用法、使用量の標準等を関係機関に通達するものである。メプロバメート製剤が制限の対象として選定されたのは、「濫用を怖れた」からであった（加藤 1959）。つまり、一九五九年には厚生省においてメプロバメート製剤の乱用が問題として認識されていたと考えられるが、新聞などにそれらを警告する記事はなく、医療従事者以外の一般市民には認知されていなかったのである。

当時の催眠剤の乱用は国際的にも問題になっており、一九五六年に世界保健機関（World Health Organization、以下 WHO と表記）は第七回耽溺性薬物に関する専門委員会を開催し、一九五七年には薬物耽溺性（drug addiction）と薬物習慣性（drug habituation）を明確に区分して定義を勧告した[10]（牛丸 1962; 中村ほか 1971; 柳田 1975）。

一九六〇年代に入ってからは、バルビツレートのような催眠剤の乱用が世界的に流行するきざしがあった。また国内でも一九六一年春頃から、青少年を中心とする催眠剤遊びが流行しはじめ、催眠剤の乱用が社会問題になった。誰もが店頭で容易に催眠剤を購入できることが、その誘発要因であると見なされていた（厚生省五十年史編集委員会編 1988）。さらに、第二章で言及した一九五〇年代後半から一九六〇年代はじめの薬局薬店などによる乱売合戦によって値下げ競争が過熱し、このことが医薬品の乱用を助長しているという見解もあった。

このような医薬品をめぐる問題にたいして、厚生省はなんらかの対応をもとめられており、一九六〇年に新薬事法を制定することによって対処しようとした（公布一九六〇年八月一〇日、施行一九六一年二月一日）。

催眠剤はすべて習慣性医薬品に指定し、その一部は指定医薬品として、医師からの処方せんの交付または指示がなければ販売できないよう制限した。同時に、その販売等に関する記録を整備、保存すべき旨を定めたのである（薬事法第四九条、昭和三六年二月一日厚生省告示第一七号）。つまり、以前と比較して、薬局薬店で容易に購入できないよう措置をとった。このさい催眠剤の一般向け広告も禁止された。

このように、乱用や依存の恐れなどがある医薬品を指定医薬品に指定して、医師の処方せんまたは指示がなければ店頭で購入できないよう制限する制度を要指示薬制度という。指定医薬品は、薬剤師のいる「一般販売業者」のみで取りあつかうことができるものであり、「薬種商」（指定医薬品以外の品目を取り扱う者、許可制）によって、販売・授与・陳列することなどが禁止された（薬事法第二九条、厚生省薬務局編 1982）。

メプロバメート製剤も催眠剤同様、一九六一年二月一日発令の薬事法施行規則の第三六条によって指定医薬品とされ、販売の一部が規制された（昭和三六年二月一日厚生省告示第一八号）。このさいの催眠剤やトランキライザーにたいする販売の規制が、「大衆薬規制」強化のはじまりであったとされる（厚生省五十年史編集委員会編 1988）。

しかし、新薬事法の施行後、国会ではアトラキシンの問題性はさほど重要視されず、販売業者の一つである薬種商が取りあつかう医薬品を制限されたことが問題として指摘されていた。このことは次の国会審議記録よりうかがえる。

◇衆議院　予算委員会第二分科会 四号 一九六一年三月一日

○羽田武嗣郎分科員　……すなわち、新省令によれば、新規業者に対しては、取り扱い品に対して大制限を加えておるのでございます。たとえば普通薬でありますが、ホルモン剤とか、アトラキシン等の精神安定剤は、販売を許されておりません。……（引用者注　購入した消費者が）、もし勝手に二錠飲めば、これは法律の違反になります。結局法を守ることができないという結果になって、しかも二錠飲んだならば、先ほども引用いたしました罰則によりまして、三年以下の懲役、二〇万円以下の罰金に処せられる、こういうようなことを薬種商は受けなければならない、こういう重大な責任が生じて参るのでございます。……

○牛丸義留厚生事務官薬務局長　……薬種商というものの取り扱うものが何がゆえに制限されているかと申しますと、医薬品は原則として、国家試験を受けた特定の資格のある薬剤師が取り扱うのが原則である。しかしそれ以外のもので、あまり変化のないものとかあるいは毒とか劇薬でないようなそういう性質のものは、そういう特別の資格のない、まあいわば従来取り扱ってきた経験とそれから医業に対する薬剤師以下の経験知識によって取り扱うものもある。そういう趣旨で、薬種商というものは従来も存在するし、この新しい法律によっても存在しているわけでございます。……

○羽田武嗣郎　……特に今まで扱っておったものをこうして非常に極端に制限するということは、これは全く一種の薬種商を撲滅するという方針ではないか、こういうふうに思うのでございます。

この審議記録の中で厚生省薬務局長は、毒薬、劇薬など取りあつかいに厳重な注意が必要な医薬品は、専門知識のある薬剤師がいる薬局であつかうのが妥当であると主張している。

メプロバメート製剤による慢性中毒者の禁断時の「痙攣発作」の報告などがあり、医療機関では使用を控えるようになった。また、厚生省は「濫用の怖れ」があると認識していたため、一九六一年の新薬事法施行時に、メプロバメート製剤の購入には医師の処方せんや指示を必要とし、一部の販売業者では販売できなくなるなどの措置をとったと考えられる。

しかし、新薬事法施行後の国会では、メプロバメート製剤の問題性はさほど話題にされなかった。それよりも、販売業者の一つである薬種商が、ホルモン剤やアトラキシンをはじめとする精神安定剤など取りあつかう医薬品を制限されたことのほうが問題視された。このような制限は、薬種商という職種の存続をおびやかしていると主張されたのである。このような主張にたいして、当時の薬務局長は、毒薬、劇薬などの取りあつかいに厳重な注意が必要な医薬品は、専門知識のある薬剤師がいる薬局であつかうのが妥当であると主張している。

一九六一年の新薬事法施行時には、トランキライザーの販売の規制はメプロバメート製剤に限られ、ほかのトランキライザーは対象にならなかった。問題視されたのは、取りあつかいに注意が必要な催眠剤およびメプロバメート製剤が、薬局薬店などの店頭で誰もが容易に購入できることであった。そこで、医師や薬剤師など専門家の管理のもとでのみ販売するという規制が解決策として取られたのである。つまり、催眠剤およびトランキライザーは医薬品自体に問題があるのではなく服用方法が問題であり、これを適切に行えば、「濫用の怖れ」などの問題は解決できると考えられていた。

第二項　向精神薬規制の国際情勢と国内のトランキライザー規制への対応

一九六〇年代の向精神薬および麻薬規制の国際情勢の一つとして麻薬単一条約の制定があるが、これに日本は一九六一年七月二五日に加入する。この条約の内容は、麻薬の取り締まりや不正取引を厳重に強化するというものであった（『朝日新聞』1961.7.25 朝刊、2面）。

一九六〇年代半ばには、国際連合の専門委員会でもトランキライザーの乱用が議題にのぼった。一九六六年二月、国際連合経済社会理事会内の麻薬委員会（委員会は日本をふくむ一〇カ国で構成）が、一九六五年頃から、各国において催眠剤・トランキライザー・覚醒剤などの乱用が世界的な流行になっていることを指摘した。乱用は製薬企業の過剰な広告や販売等になんらかの規制措置をとらない政府の態度などによるところが大きいと、警告を与える報告書を提出した（『朝日新聞』1966.2.12 夕刊、9面）。

同年八月には、同委員会は、これらの流行的な乱用を抑制すべきであるとの各国政府あての勧告を採択した。具体的には「アルコールおよび国際統制下にある麻薬類以外の習慣性をもつ鎮静、賦活剤」にたいして、医師の処方せんなしで販売しないことなどの国家管理方策をとるよう指示したりしたのである（『朝日新聞』1966.8.11夕刊、2面）。また同年一二月には、同委員会がこれらの向精神薬などを医師の処方せんなしで販売しないように、各国が厳重に規制することをもとめる決議を採択した（『読売新聞』1966.12.22夕刊、2面；『朝日新聞』1966.12.22夕刊、1面；稲垣 1969; 下村 1970, 1971a, 1971b）。

このような国際的なトランキライザー規制の情勢を受けて、国内でもなんらかの規制が必要との意見が国会で出されていた（衆議院本会議一九号一九六七年五月三〇日；参議院予算委員会一二号一九七〇年四月一日）。

ところで、一九六一年にメプロバメート製剤は指定医薬品となり、医師の処方せんまたは指示がなければ購入できない、薬種商では販売できないという措置がとられたが、メプロバメート製剤に限らず、要指示薬制度は医師の指示という表現が不明確であることなどを理由に形骸化していたのである[11]（『月刊薬事』編集部 1965a, 1965b, 1969a, 1969b, 1972）。

要指示薬制度が形骸化していることもあって、一九六〇年代後半に入ると、国会ではアトラキシンなどは入手が容易であるがゆえに、青少年などが麻薬の代用として乱用しているという問題提起がされていた（参議院予算委員会一三号一九七〇年四月二日）。

一九六〇年代半ばには、メプロバメート製剤をふくむトランキライザーの問題性が新聞などのメディアでも報じられはじめた。一九六五年の新聞には「精神安定剤の常用に赤信号」という見出しで、「副作用が少ないといわれている精神安定剤のなかにも、習慣性になりやすいものがあり、安易な精神安定剤を乱用する〝傾向〟に赤信号が出始めている」（『朝日新聞』1965.11.21朝刊、22面）と注意を促す記事が掲載されている。

一九五〇年代六〇年代には、新聞・雑誌などに掲載された健康相談の記事では、禁断症状や乱用、「習慣性」に言及されているものの、トランキライザーについては肯定的な評価が多かった。しかし、一九七〇年代になると、トランキライザーの乱用や「習慣性」「中毒」への危惧がいっそう高まる（佐藤 1966）。

たとえば、一九七〇年四月三日の読売新聞の「健康」欄では、「春先に多いノイローゼ」を取りあげ、「〝安定剤〟もほどほどに」と慶應義塾大学医学部精神科講師（当時）の小此木啓吾がトランキライザーの服用に注意を喚起している。小此木は「不安感や恐怖感などの発作で苦しいときは精神安定剤を服用するとよくきくが、習慣性がつくし、薬のなかには肝臓を悪くするのもあるので、勝手に連続服用することは控えたい」と言及している（小此木 1970）。また、一九七一年一一月二一日の読売新聞の「医事相談室」というコラムでは、おなじく小此木が「人と会うとき顔がこわばる」という相談にたいして、「精神安定剤の服用で、緊張がやわらぐと、かなり楽になる場合もありますが、自己流に乱用すると中毒になるおそれもあります」と注意を促している（小此木 1971）。

新聞などでトランキライザーの乱用や「習慣性」「中毒」への注意が喚起される中、一九七一年二月に中央薬事審議会の医薬品安全対策特別部会が、トランキライザーをふくむ四種類の医薬品について、新たに記入しなければならない使用上の注意事項を決め、厚生省に報告した（『読売新聞』1971.2.16 朝刊、14面）。

この報告を受けて、メプロバメート製剤などをふくむ精神安定剤二一種類については、服用したさいに注意力が散漫になる点を考慮し、「自動車の運転など危険を伴う機械操作につかせない」という項目を、外箱や添付書類へ記入することを義務づけることが決定した。「習慣性」「中毒」への注意を直接促すものではないが、トランキライザーは、服用にさいして特別な注意が必要な医薬品であるとの認識が厚生省にもあったと思われる。

また一九七〇年代に入ると、向精神薬の乱用を取り締まる国際情勢はさらに進展した。国際連合が麻薬委員会において、向精神薬の国際統制に関する最終議定書案を作成し、国際連合主催の会合が日本をふくめた七一カ国の参加によって開催され、一九七一年二月二一日に向精神剤に関する条約に日本も加入したのである。

この条約は、向精神薬の乱用と不正取引を防止し、向精神薬が医療および学術上の目的にのみ使用されるよう国際協力を行うことを目的としていた。この条約による規制対象品目には、メプロバメート製剤もふくまれる（官報一九七二年一月二六日第一三五二六号付録）。しかし、国内のメプロバメート製剤をはじめとするトランキライザーの市販の規制が、この条約への加入によって実際に強化されることはなかったのである。

第三項　トランキライザーの第二次規制

その後、一九七一年一二月はじめに、メプロバメート製剤の国内における販売の規制を加速させる契機があった。京都大学医学部附属病院精神神経科助手（当時）の川合仁が、メプロバメート製剤の「販売中止、回収」をもとめる要望書を厚生省と製薬企業に送達し、このことが新聞に取りあげられたのである。

新聞記事では、川合がアトラキシンに代表される「メプロバメート系の薬剤は、常用癖がつくうえ、そうなってから服用を中止すると、けいれんや幻覚症状、言語障害を起《ママ》すなど神経毒がある」（『朝日新聞』1971.12.10 朝刊、15面）と臨床事例から結論づけたことが報道された。同時に、メプロバメート製剤は「市販上の規制がなく」（『朝日新聞』1971.12.10 朝刊、15面）、「野放し市販」「アメリカでは医師の処方せんがないと購入できないのに対し、わが国では自由に買える」（『読売新聞』1971.12.10 朝刊、15面）と現状が報じられ、厚生省薬務局が要指示薬に指定することを検討していることにも言及された。

川合は、一九七一年一二月九日付で「メプロバメート製剤発売中止に関する要望書」を厚生省薬務局長宛に作成し送付した。要望書では「現在、精神神経用薬として認可発売されているメプロバメート製剤は、習慣性が強く服用者を嗜癖に至らしめ、服薬中あるいは服薬中止後、てんかん様けいれん、せん妄、構語障害、運動失調等を引きおこす重篤な神経毒であると考えられるので、速やかに発売停止、市場よりの回収等の措置をとられるよう要望致します」と述べられている（川合 1972: 72）。

川合によれば、「メプロバメート使用の現況」として次のことが報告されている。

昭和三十一年（引用者注　一九五六年）メプロバメート製剤が許可発売されて以来、各製薬メーカーの過度の宣伝と、メプロバメート自身の不安抑制作用のため、需要は急速に高まって、本邦に於て広く使用されるようになった。医療機関に於ては、昭和三十二年から昭和三十四年（引用者注　一九五七年から一九五九年）にかけて使用されたことがあるが、後述の如く、重篤な副作用例の報告が出たこと、医師自らが中毒例を経験したことと他のより副作用の少ない各種の精神安定剤（向精神薬）が開発されたことのため、昭和三十五年（引用者注　一九六〇年）以降に於ては、殆んど使用されなかった。

……本邦に於けるメプロバメート錠の生産は、昭和三十五年（引用者注　一九六〇年）以降もずっと七〇〇〇万～一億五〇〇〇万錠の間にあり、昭和四十五年（引用者注　一九七〇年）に於ても、一億二一〇〇万錠の生産が行われている。前述のごとく、昭和三十五年（引用者注　一九六〇年）以降は医療機関において、殆んど使用されていないことと考え合わせると、このことは毎年一億錠前後が市販に供されていることを意味している。また、市販上の規制は全くないに等しく市民の誰でもが薬局、薬種店で自由に手に入れることが出来る状態にある。しかも、各メーカーから出されている使用上の注意書きの中には、多くは「副作用は少い《ママ》」と書いてあり、嗜癖、ケイレン、せん妄等の問題に全くふれていないものもある現状である。（川合 1972: 73）

国内で販売されはじめた一九五六年に、Lemere がメプロバメート製剤の「習慣性」への注意喚起と「慢性中毒」の禁断現象による「痙攣発作」について報告しており、国内においても一九五九年の奥村二吉の報告以降、副作用についての報告が多数なされていたという（奥村・池田 1959）。一九六〇年代後半には精神医学の教科書に記載されるほど、メプロバメート製剤の「習慣性」と「慢性中毒」の禁断症状は専門医の間ではよく知られたことであった（風祭 2006）。

この要望書が新聞にて取りあげられた翌日の朝日新聞のコラム「天声人語」では、メプロバメート製剤は「前々から乱用の恐ろしさは知られていたが、実情は野放し状態だった」と述べられている（『朝日新聞』1971.12.11 朝刊、1面）。つまり、一九六一年の指定医薬品の指定は周知徹底されておらず、メプロバメート製剤は一九七一年まで市販状態と変わらず販売されていたのである。

この要望書の提出および報道を受けて、第一製薬がアトラキシの出荷を停止し、販売を自粛することを決定した（『朝日新聞』1971.12.19 朝刊、19面）。また同年一二月二七日、厚生省は、ぜん息吸入剤、女性ホルモン剤とともに、精神安定剤すべてを指定医薬品に指定したのである（販売の規制は一九七二年四月一日より実施、昭和四六年一二月二七日厚生省告示第四〇八号）。

規制の理由は「いずれも長期連続して使われる場合が多く、種々の重大な副作用をひき起す《ママ》ことが問題にされているもので、中央薬事審議会副作用調査会（吉利和部会長）が一般大衆薬として使うのは適当でない、という結論を出したためである」（『朝日新聞』1971.12.28 朝刊、3面）と説明された。この措置がとられた背景には、アメリカ食品医薬品局（Food and Drug Administration、以下FDAと表記）が発表した有害・無効リストの影響もあったとされる（江阪 1980）。

メプロバメート製剤は再び指定医薬品に指定され、バランス、コントロールなど市販されているほかのトランキライザーもすべて、医師の処方せんや指示がなければ店頭で購入できないよう措置がとられた。このような経緯によって、トランキライザーの市販の第二次規制がなされたのである。このさい、ぜん息吸入剤などほかの市販薬の販売も規制され、「大衆薬規制」が強化された[12]（厚生省五十年史編集委員会編 1988）。

このトランキライザーの市販の第二次規制がなされた経緯、およびその後の見通しについての厚生省の見解は次のようなものであった。

◇衆議員社会労働委員会　一一号一九七二年三月三〇日
○武藤埼一郎厚生省薬務局長　……昨年末に、マイナー・トランキライザーにつきまして、代表的なものはメプロバメートでございますが、これにつきまして要指示にいたしたわけでございますが、この精神安定剤につきましては、相当前から学会報告あるいは文献報告で精神障害なり胃腸障害、血液障害というものが報告されておりまして、私どものほうとしては、使用上の注意事項を十二分に書きまして、問題がないようにしたいということで今日までやってきたわけでございますが、昨今、さらに中毒症状のひどいような報告でございましたので、昨年の暮れに要指示に指定をしたわけでございます。……
○古寺宏委員　現在精神安定剤として市販されているところのメプロバメートの場合でございますが、年間一億二〇〇〇万錠も製造されている。こういうところに、やはり問題があると思うのですが、医家向きに必要なだけを製造して、あとは大量に製造しない、こういうことが大事な問題じゃないかと思うのです。……精神安定剤の場合も要指示薬にしたところで、製造が過剰になっていれば、当然これは一般大衆の中毒者の中に流れていくわけですね。こういうものの製造というものをある程度控えませんと、いかに取り締まりをしても、要指示薬にしたところで、どんどん市販される、こういうことになると思うのです。そういう点については、どういう対策をお考えですか。

○武藤埼一郎　メプロバメートの問題が以前からあったわけでございますが、昨年の暮れに要指示にいたしました時点におきまして、メーカーのほうでは生産の自粛をするということで、関係二〇社が生産の自粛をすでに行なっております。あるメーカーは製造を中止したところがございます。先生御推察いただけると思いますけれども、要指示にいたしました関係で、当然販売等は縮小されると思いますので、生産のほうも大幅に縮小される、かように考えております。

厚生省によれば、メプロバメート製剤などのトランキライザーについては、以前から学会や論文などで副作用について報告されており、対策として使用上の注意事項を十二分に書くなどの指導を製薬会社に行い、注意は促してきた。しかし、川合の要望書の提出があったため、さらに一九七一年一二月に指定医薬品に指定をした。その結果、販売および生産は大幅に縮小されるとの見通しを立てていたのである。

トランキライザーにかんしては、国内外で乱用や「習慣性」「慢性中毒」による禁断症状が問題になっていた。入手が容易であるため、そのような問題がおこるのだと見なされ、国際連合の麻薬委員会や川合の要望書でも、市販の規制が対策として必要であるとの見解が示されていた。一九七一年に、第一次の規制とおなじように、厚生省は購入には医師の処方せんや指示が必要であるとの販売の規制を実施した。服用するさいには十分な注意が必要で、市販薬として使用するのは適当ではないため、医師や薬剤師などの管理のもとで服用すべきであると考えたのである。

つまり、「習慣性」や「慢性中毒」による禁断症状といった問題は、アンプル入りかぜ薬などとは異なって、トランキライザーという医薬品自体に問題があるわけではなく、服用方法の問題であると厚生省によって判断されたからだ。そのため、販売を規制し、トランキライザーの服用を医師や薬剤師の管理下におくことによって、乱用や「習慣性」「慢性中毒」などの問題は改善できると考えられたのである[13]。

第三節　小括

本章では、トランキライザーが一九五〇年代後半から一九七〇年代はじめまで市販されていた事例を検証した。製薬企業の広告では、大人だけでなく子どもも服用対象者となっており、効能効果としてノイローゼや不眠などの軽減や解消が挙げられているのに加え、緊張や焦りなどの不快な症状を解消して、日常を快適に過ごすことを助けるものとしても宣伝されていた。さらには、神経疲労を回復させて仕事の能率を上げるなど、服用者の能力を向上させるような宣伝がされているものもあった。

アリナミンやグロンサンなどの保健を目的にした市販薬が社会に広範に普及していた同時期に、トランキライザーは「精神のビタミン剤」を彷彿させるような宣伝もなされていたのである。このように新聞などで宣伝されていたトランキライザーは、当時、医療機関で処方されることもあったが、同時に薬局薬店で処方せんなどなしに購入できる市販薬でもあったのである。

比較のために、現在のバランス錠およびコントール錠について述べると、服用の対象は成人・小児であり、効能効果は「神経症における不安・緊張・抑うつ」「うつ病における不安・緊張」「心身症（胃・十二指腸潰瘍、高血圧症）における身体症候並びに不安・緊張・抑うつ」とされている（独立行政法人医薬品医療機器総合機構 2021）。

向精神薬およびトランキライザーは、一九六〇年代には国際的に乱用が流行していると見なされた。それにたいして国際連合の麻薬委員会は、行政が販売を規制および管理することが抑止につながると考え、各国にそれをもとめた。

このようなトランキライザーの流行および乱用を危惧する国際情勢の中、国内では一九七一年一二月に医師の川合が、メプロバメート製剤には「習慣性」があり「嗜癖」をもたらすことや、「慢性中毒」による禁断症状が生じることなどを理由に、販売中止・回収を厚生省および製薬企業に申し入れた。このことによって、すべてのトランキライザーの購入には、医師の処方せんや指示が必要となったのである。

つまり、一九六〇年代はじめにトランキライザーの一部の市販が規制されてから、一九七〇年代はじめに全面的に市販が規制されるまで、約一〇年間の時間差があったことになる。この約一〇年の間に、サリドマイド製剤などの医薬品による重篤な事故が顕在化して、市民の医薬品の安全性への関心は高まり、厚生省によって安全性を確保するための薬事関連制度も徐々に整備されつつあった。

一九六一年のメプロバメート製剤の販売規制、麻薬委員会のトランキライザーの規制、および一九七一年のトランキライザーすべての販売の規制は、乱用や「習慣性」「慢性中毒」による禁断症状などの防止をその論拠としていた。また、薬局薬店などで容易に購入できることが、乱用や「慢性中毒」「嗜癖」を誘発していると専門家などから指摘された。そのため、厚生省は、購入に医師の処方せんや指示を必要とするなど販売を規制することによって、これを抑止できると考えたのである。「習慣性」があり、乱用や「嗜癖」「慢性中毒」などを生じさせやすいトランキライザーは、医師や薬剤師など専門家のもとで服用を管理し、適正に使用されるべきだと厚生省などによって判断された。つまり、問題視されたのは、向精神薬の乱用や「嗜癖」「慢性中毒」といった適正ではない服用方法であったのである。[14] そのため、一九七〇年代には、トランキライザーすべての市販が規制された。そして現在は、神経症やうつ病といった疾患による不安・緊張・抑うつに効能効果があるとされ、医療機関での処方によってのみ服用できる医薬品である。

〔注〕

1　楽曲〝Mother's Little Helper〟は、CDアルバム『AFTERMATH』(UK version、二〇〇八年一二月にユニバーサルミュージック株式会社より販売)に収録されている。ぜひ実際の歌詞を確認してもらいたい。

2　この引用部には女性蔑視の表現がふくまれる。このような点もふくめて、当時、トランキライザーが利用された場面を理解するために必要だと考え引用した。

3　当時、国内で市販されていたメプロバメート製剤は次のとおりである。風祭(2006)の四二七頁の表1より引用改変した。
商品名(販売元):アトラキシン(第一製薬)、ボンスタン(興和新薬)、セレモントランキ(科研薬)、エクアニール(Wyeth-万有)、エリナ(住友化学)、ハーモニン(武田薬工)、レペタウン(大塚製薬)、メプロジン(金剛化学)、メプロバメート(アルプス食品)、メプロバメート(十全化学)、ミルタウン(Wallace-武田)、マインド(エスエス製薬)、オデオン(三宝製薬)、ピースミン(大日本製薬)、トランメート(日産水産)、トランキ(科研薬)、トランケル(大正製薬)、トラキラン(模範製薬)、キサロゲン(小野薬品)など。

4　当時、トランキライザーにおいても、広告の誇大な文章が問題となっていた。「トランキライザーで文化人病、マネージャー病(が治癒する)」という広告は、厚生省によって事前に審査されている、許可効能をオーバーに宣伝し、二次的効果(神経・筋肉の弛緩という効能効果だけでなく、文化人病などが治癒するというものだと推測される)がまるで許可されているかのように広告していると判断され、誇大広告として処置された(小田部 1960)。

5　本文で言及している以外のアトラキシンの広告文には次のようなものがあった。
「ノイローゼ・不眠症・肩こりに」「奥様は多忙」「日曜日を買う薬」「舞台演壇に立つ前に」「更年期生理時のイライラに」「騒音轟音の職場　安全と健康と能率の増進に」「夜勤者の昼間の睡眠」「旅行中の安息と

安眠」などである。

6 本文で言及している以外のバランス、コントールの新聞に掲載された広告文は次のとおりである。
バランスは「気が晴れる！　実力が出る」「ノイローゼ　不眠に！」「神経がたかぶる　眠れない……これがノイローゼの第一歩！」「いそがしさ　ドンとこい」「神経性心気症とバランス」「明るい心　ストレスに負けない身体」などである。

コントールの広告文は「新しい精神調整剤登場！」「病は気から」「心に休息を…」「朝からスカッとした気分で」「気苦労の多い奥さま！」「緊張の連続　神経が疲れる！」「コントール社員ハリキル！」などがあった。

7 一般社団法人北多摩薬剤師会ホームページ「昔はこんな薬もありました2～市販されていた覚せい剤等～」にて、「コントール入荷ポスター」「バランス宣伝入り包装紙」「アトラキシン宣伝入りマッチ」の写真を見ることができる。

8 川上は、松下が枕元にアトラキシンなどの市販薬を並べていたことについて、「医者に診てもらうのに不便な生活を送っていたのなら市販薬をそろえることをまだ理解できるが、まったくその逆で、幸之助にとって病院は、そこで生活できる専用の部屋をもつほど、身近な存在だった。それでも市販薬を入手していたのである」（川上 2010: 71）と指摘したうえで、松下にとっては肉体的苦痛への物質的な治療が「心の支え」であったと解釈している（川上 2010）。

9 メプロバメート製剤の総生産額は、一九六〇年六・八億円、一九六一年五・六億円、一九六二年四・二億円であった（薬業経済研究所 1963）。

10 しかし、この定義は浸透せず、一九六四年に開かれた専門委員会では、この二つの用語を放棄して、依存性（drug dependence）という用語の使用を提唱した（牛丸 1962; 中村ほか 1971; 広瀬 1980）。
また、「嗜癖」という用語については、一八世紀後半にアメリカで、飲酒者とオピウム常用者を有害なものとして、まとめてラベリングするために使用されるようになったという経緯がある（中村・成田 2011）。

このように、催眠剤やトランキライザーを服用したさいの問題として指摘された「習慣性」「慢性中毒」「嗜癖」「依存性」などの用語は、歴史的変遷があり、それぞれ社会的背景との関連が深い。そのため、本書では資料の引用・参照元の用語をそのまま使用した。歴史的経緯をふまえて、いずれかに統一することはしていない。

11　ちなみに、二〇〇〇年以降に流通している定義として、「乱用」とは「薬物を社会規範から逸脱した目的や方法で自己摂取すること」、「依存」とは「薬物乱用という行為の繰り返しの結果生じた状態で、薬物摂取の強い渇望により自己コントロールを喪失した状態」、「中毒」には急性と慢性があり、「慢性中毒」とは「薬物依存に陥った人が、乱用をさらに長期間繰り返すことによって生まれる」ものである（風祭 2008）。
当時、要指示薬制度が形骸化していた様子は次のとおりである。

> ただ、日本の場合、こんどの薬務局長通達（引用者注　一九六七年「医薬品の製造承認等に関する基本方針について」）がでて治療薬と大衆薬が明確に区別されても、薬局にいけば、事実上、自由に薬を買うことができるという〝抜け穴〟もある。これは「処方箋または医師の指示のある者に限り、薬局は要指示薬を販売することができる」と法律にあるのに〝医師の指示〟が具体的でないために、結果として誰にでも要指示薬（ホルモン、トランキライザー、抗生物質など）が、かんたんに売られているという現実もある。だが、厚生省では、近く、これについても適切な処置をとるハラだという。（『中央公論』編集部 1967: 43）

12　この指定医薬品の拡大により、開局薬剤師など小売りに従事する者らは強く反発した。次のとおりである。

〈展望　行政　開局薬剤師が強い反発　精神安定剤等要指示薬指定〉

厚生省が昨年一二月二七日、現在市販されている……精神安定剤を全面的に要指示薬に指定し、四月一日から実施すると告示したことに対して、日本薬剤師会をはじめ、開局薬剤師の間から強い反発の声があがっている。

……これまで薬局店頭でかなり売られてきた著名商品を含むだけに、小売のみならずメーカー段階の経済的影響も大きい。

要指示薬問題は過去、幾度となく行政当局と薬剤師側とのあつれきを生んできた根深い背景を持っている。……

医薬品の副作用による事故や、あるいは誤用、乱用による事故が社会問題になるたびに、厚生省は要指示薬販売の取締りを強化する姿勢をみせたり、追加指定をおこなったりしてきた。

……現実には、医師による処方せんないし〝指示書〟の交付はほとんどなく、一方、患者は医師の指示なしで要指示薬を求めるし、薬局も指示なしで売るという違法行為が日常的におこなわれてきた。……（引用者注　要指示薬制度は）出発点からして形骸化の運命は目に見えていたといえる。（『医薬ジャーナル』編集部 1972b: 31）

13

トランキライザーすべてが指定医薬品に指定されたからといって、すぐにそれが遵守されたわけではない。これ以前から要指示薬制度の形骸化が問題になっていたからである。

たとえば、かかりつけの医師がいないにもかかわらず、精神安定剤の多量服用で死亡した女性の場合には、精神安定剤をどこで購入したかが問題になっている（『読売新聞』1972.6.29 夕刊、10面）。

また一九七三年には、女子児童が精神安定剤遊びをしている最中に、校舎の三階からカサを手に飛び降りて大けがをした。この事件では、薬局から女子児童が自分たちで精神安定剤を購入したことが問題になった

14

（『読売新聞』1973.12.8 朝刊、19面）。

この点はいいかえれば、製薬企業が宣伝していたトランキライザーの効能効果、つまり、不眠症やノイローゼなどの疾患の治療だけではなく、日常を快適に過ごすために、あるいは能力の向上をはかるために向精神薬を服用することは問題にならなかったといえる。このように、一九六〇年代に製薬企業が向精神薬を「精神のビタミン剤」のように宣伝した事実は、一九九〇年代以降に欧米諸国などで生じた、従来の治療の範囲を超えて向精神薬を服用することの是非を問う議論を検証するさいにも参照すべき事例であるといえる。たとえば、Kramer の *Listening to Prozac*（1993=1997）の中では、抗うつ剤のプロザックで人格を社交的に変容させることを積極的に評価している。いっぽうで、このような向精神薬の利用に慎重な意見もある（Kass ed. 2003=2005）。一九九〇年代以降、抗うつ剤の服用によって社交的な人格へと変容させたりすることや、リタリン（賦活剤）を使用して注意欠陥多動性障害の子どもを保護者や教員が管理しやすくすること、またそれを大人が集中力を高めるために服用することの問題性について議論されるようになった（Kass ed. 2003=2005）。

これらの議論は、向精神薬によるエンハンスメント（enhancement）をあつかったものとして総称されることが多い。エンハンスメントは、増進的介入と訳されることが多く、医学が治療を超えて心身の能力を増進させることを指す。医薬品を服用して、知力や筋力を増強させることや、向精神薬で人格を変容させることの是非などが議論されている。向精神薬のエンハンスメント論においては、精神の薬が効くことは自己の同一性に影響を与えることになり、この点についての倫理的問題などが指摘されている（Fukuyama 2002=2002; Wissenschaftliche Abteilung des DRZE 2002=2007; 上田・渡部編 2008; 植原 2008）。

このような議論において、本章で述べた国内のトランキライザーの事例に言及されることは少ない。向精神薬の効果を疾病の治療以外に活用することの是非については、過去の歴史的経緯もふくめた検証が必要である。

さらに、向精神薬をめぐる議論の一つとして、製薬産業が精神疾患を作り出しているという指摘もある。一九九〇年代以降、プロザックやリタリンなどの向精神薬がアメリカで広く服用されているのは、製薬産業が販売戦略の一つとして精神疾患を作り出した結果だという指摘がなされはじめた。このような経営戦略によって、製薬企業が売り上げを伸ばすことなどが問題視されている（Healy 1997=2004, 2003=2005; Medawar and Hardon 2004=2005）。

◇謝辞

本章の元になった論文「トランキライザーの流行——市販向精神薬の規制の論拠と経過」（松枝 2010）を執筆のさい、次の方々から資料と助言をいただいた。

風祭元氏（帝京大学名誉教授）からは、一九五〇年代から一九七〇年代の医薬品の販売製造状況と厚生省との関連、依存症などの概念の区別についてご教示いただき、貴重な資料をいただいた。川合仁氏（川合診療所・現代医学研究所代表）からは、当時のトランキライザーをめぐる状況の聞き取りに応じていただき、貴重な資料をいただいた。川上恒雄氏（ＰＨＰ研究所松下理念研究部研究部長）からは、谷崎潤一郎の小説「瘋癲老人日記」の中にアトラキシンへの言及があることをご教示いただき、また松下幸之助がこれの服用者であったことを検討した論文をいただいた。記して感謝したい。

第五章

一九六〇年代七〇年代の歴史的経緯をふまえて

第一節　厚生省による医薬品の有効性および安全性を確保するための整備

第一項　一九六〇年代の規制

これまでに一九五〇年代から一九七〇年代にかけての、総合ビタミン剤などの大衆保健薬、アンプル剤・ドリンク剤、トランキライザーの事例について検証した。これらの事例において、専門家や市民などによって問題視されたのは次のような点であった。有効性および安全性が確保されていない製造承認、死亡をふくむ重篤な事故の発生、医薬品として不適切な販売および宣伝、過剰な医薬品広告などである。さらに、第一章で言及したように、同時代には、サリドマイド事故やスモンなど重篤な薬害も顕在化した。結果、市民の医薬品の安全性への要求は高まり、薬害批判運動も盛りあがった。

これら一連のことを受けて、有効性および安全性の確保を目的に薬事関連制度が徐々に整備されていったのである。本章では、一九六〇年代はじめから一九七九年に医薬品副作用被害救済基金法が制定されたまでの制度の変遷を、これまでに検証した事例と関連深い規制に限定して確認する。

まず、一九六〇年代はじめに、サリドマイド製剤による事故が世界的に顕在化したことについて述べる。一九六一年に、西ドイツの医師 W.Lenz よりサリドマイド製剤に催奇形性のあることが警告された。国内では、サリドマイド製剤はイソミンという商品名で販売されており、医療機関で処方される医薬品であるいっぽう、市民が自由に購入できる市販薬でもあった。

イソミンは催眠剤であったため、国内では習慣性があるという表示をする義務はあったが、要指示薬ではなかったのである。また、医療従事者などにも、妊婦が服用すれば胎児に催奇形性を及ぼすという認識はなかった。つまり、市民が自己判断で服用すれば副作用があるが、医師の管理のもとに用いれば安全だという状況でさえなかったのである。

国内ではサリドマイド事故への対応として、一九六二年五月に、厚生省はサリドマイドを主成分とする催眠剤の製造販売の停止を勧告した。これを受けて製薬企業は製品の出荷停止を決め、同年九月には、製薬企業がサリドマイド製剤の販売停止、回収を決定したのである（厚生省五十年史編集委員会編 1988）。

サリドマイド事故は世界的にも衝撃を与え、各国の薬務行政にとって医薬品の安全性を確保することが最重要の課題になった。アメリカでは、一九六二年に連邦食品医薬品化粧品法（Food, Drug and

Cosmetic Act、一九三八年に制定）の大幅な修正が行われ、一〇月に医薬品の製造承認にさいして医薬品の有効性と安全性にかんする十分な資料の提出を要求する、キーフォーバ・ハリス修正法が議会で採択され制定された。この法律の骨子は、医薬品の効能効果にかんしてＦＤＡによる許可制を採用したことである。厳格な新薬の許可および既販売医薬品の再評価などを定めている（『月刊薬事』編集部 1963d; 藤井 1974）。以降、イギリス、西ドイツでも立法的対応がなされた。

ＷＨＯも医薬品の安全性を確保するための対策を行っていった。一九六三年の第一六回総会において、ＷＨＯは医薬品の副作用などの情報をすみやかに各国で共有するため、加盟国が重篤な副作用によって医薬品を回収したさいなどには、ＷＨＯに通報することなどを決議した。また、翌年の第一七回の総会では、各加盟国が作成した医薬品評価の基準をＷＨＯに通報することなどが決議されたのである（厚生省薬務局編 1982）。

国内では、薬事法の大幅な改正は行われず、医薬品の有効性および安全性の確保については行政指導で対処していった。そのため、市民運動からは薬事法の改正が実施されないことなどを批判された。具体的には、行政指導として新薬の承認審査制度の見直しおよび厳格化がなされた。一九六三年三月に、中央薬事審議会に医薬品安全対策特別部会が設置された。また、同年四月に、医薬品の胎児に及ぼす影響に関する動物試験法が定められ、同年四月から製造承認申請にさいしては従来の資料に加えて、この法にもとづく動物実験データの提出が義務づけられた（『月刊薬事』編集部 1964a; 黒住 1969）。

またおなじく一九六三年頃から、臨床試験資料に二重盲検比較試験法などによる客観性の高い試験資料が要求され、症例数も従来の二カ所以上六〇例以上の基準をはるかに上回る症例数が要求されるようになった（厚生省五十年史編集委員会編 1988）。

さらに、一九六五年頃には、新医薬品の前臨床試験において「吸収・分布・代謝および排泄に関する資料の添付」が要求されるようになった（厚生省薬務局編 1982）。また、衛生試験所に毒性部が増設された[1]（『月刊薬事』編集部 1965g）。このように、医薬品の製造承認において有効性および安全性を確保する制度が徐々に整備されていったのである。

また、第四章でも述べたが、サリドマイド事故が顕在化しはじめたのとおなじ一九六一年頃、国内では青少年による催眠剤遊びが社会問題化した。覚醒剤乱用の問題が影をひそめたいっぽうで、おもに非バビルタール系薬剤、一部バルビタール系薬剤による催眠剤の乱用が青少年の間で行われた。覚醒剤の乱用ほど大規模ではなかったが、大都市の非行少年の間で流行したのである（池田 1968;『医薬ジャーナル』編集部 1970a）。

さらに、一九六五年にはアンプル入りかぜ薬による死亡をふくむ事故が相次いで発生したが、これへの対応として、同年五月に、中央薬事審議会がアンプル入りかぜ薬の製造販売を禁止すべき旨を答申し、さらに厚生省が新しい配合基準を設定したりするなど、市販薬であるかぜ薬の安全性を確保するための整備が進んだのは第三章で述べたとおりである（厚生省五十年史編集委員会編 1988）。

このような一九六〇年代の医薬品をめぐる社会的状況を背景に、医薬品広告にたいする批判が市民などからあり、たびたび国会などで問題になった。本来の効能効果とは認められない表現をした広告や乱用を助長する広告、広告量の多さなどが問題視された。

また、広告宣伝費への多額の出費が、医薬品の価格にはね返って高額になっているというのが消費者の見解であった。青少年による催眠剤の乱用やアンプル入りかぜ薬による事故も、医薬品広告への批判を加速させた（『月刊薬事』編集部 1966;『医薬ジャーナル』編集部 1970a; 二場 1972e）。

このような状況のもと一般向け広告の自粛が緊急の課題となった。そこで、一九六六年二月、厚生省は製薬企業各社に「医薬品広告に関する当面の自粛要望」を提示して行政指導を行った。

この自粛要望の内容は、「広告量について」「要指示医薬品について」「催眠剤、鎮痛剤等について」「ドリンク剤について」の四点である。具体的には、新聞色刷り広告やテレビの五秒スポットコマーシャルなど、目立つ広告の規制による医薬品広告量の減少と、医師の処方せんや指示が必要な要指示薬およびドリンク剤・催眠剤・鎮痛剤の一般向け広告の自粛などであった。

要指示薬については一般向け広告を行わないよう自粛し、催眠剤にかんする広告も、この行政指導当時行われていないが、今後も当分の間行わないよう自粛する。また、乱用される頻度の著しい鎮痛剤・精神安定剤などの広告は、催眠剤と同様、今後当分の間行わないようにするというものだった。ドリンク剤の広告への自粛要望については第三章ですでに述べたが、医薬品広告の範囲を厳格に守り、消費者が清涼飲料水または食品などの広告と誤認したり、不適正な使用を助長したりする広告を行わないよう極力自粛するという内容だった（『医薬ジャーナル』編集部 1966b, 1966c）。

医薬品広告のうち、とくにドリンク剤・催眠剤・要指示薬の広告が、国会・行政・市民の間で問題となった。催眠剤・鎮痛剤については、過剰な広告が乱用を助長しているとされた。要指示薬の一般向け広告については、制度の主旨に照らし合わせても矛盾があるという批判が以前からあったが、該当する製薬企業はこの自粛にすみやかに対応した。これ以降、要指示薬や催眠剤、鎮痛剤の広告は姿を消したのである(『医薬ジャーナル』編集部 1966c, 1968d)。

いっぽう製薬企業の側でも、業界全体の取り決めを決定していた日薬連の広告審議会は、この自粛要望にしたがい、新聞色刷り広告やテレビの五秒スポットコマーシャルの停止を決めた。この自粛の実施は、医薬品および製薬業界への市民の根強い不信感や、消費者保護の見地から医薬品の価格を問題視する国会議論などを、製薬業界が考慮した結果なされたとされる。つまり、製薬業界には、行き過ぎた広告を自粛することが業界の自己防衛になるという目的があった(『医薬ジャーナル』編集部 1966c, 1968d)。

一九六〇年代の医薬品広告と規制の影響などについて、次のように雑誌記事で見解が示されている。「電通の調査によると新聞、雑誌、テレビ、ラジオのマスコミ四媒体についてみた医薬品の広告費は、四〇年(引用者注 一九六五年)の三三八億円をピークとしてその後の二年は漸減し、大衆広告に一つの転機がおとずれたことを示している。……行政面からの自粛指導、制約が強まり、業界に自粛ムードが浸透してきたことである。これは行政的に否応なく自粛させられたという意味あいと、世論の風当りのきつさを前に企業防衛的に自ら進んでそうしているという意味あいとの両側面を持つ」

（『医薬ジャーナル』編集部 1968d: 34）という。

さらに、一九六〇年代後半には製造承認制度の整備についても大きな前進があった。一九六〇年代に実施された新薬の製造承認にかんする行政指導や広告への規制などが、まとめて明文化されたのである。それは、一九六七年九月に通知された厚生省通達「医薬品の製造承認等に関する基本方針について」（昭和四二年九月一三日薬発第六四五号）である。一九六五年の「かぜ薬の配伍・効能基準」の制定によって、新規医薬品の製造承認の制限強化が、市販薬分野においてなされた。これ以降の行政指導や、すでに慣行として採り入れられてきたものが明文化されたのである（『医薬ジャーナル』編集部 1969b）。

これを契機に、医療用医薬品と一般用医薬品が明確に区分され、製造承認が厳格化された。新規医薬品の製造承認の段階において、医薬品は現在のように医療機関で処方する医療用と、購入に処方せんなどが必要でない一般用とに区別されるようになった。この通知以前は「従来は医家向・大衆向のどちらに売出するかは、常識の範囲でメーカーにまかされていたわけで、厚生省としては個々に指導する程度だった」（『医薬ジャーナル』編集部 1968c: 32）という。これが、この基本方針の通達以前の現状であった。

この基本方針の具体的な内容は次のようなものである。（一）医薬品の製造承認審査資料の範囲の厳格化および明確化、（二）医薬品を製造承認段階で医師によって用いられるべき医療用医薬品と店頭で自由に売買できる一般用医薬品とに明確に区別、（三）一般用医薬品には各種基準を設定し、一般用医薬品は医療用医薬品よりも、効能より安全の確保を優先、(四) 新開発医薬品の承認後二年間の副作用報告の義務化、(五) 医療用医薬品の広告の禁止、などであった(昭和四二年九月一三日薬発第六四五号)。

この基本方針によって医薬品の本来のあり方が再考された。ここで再考されたあり方とは、医薬品は単なる商品ではなく、ときに副作用もある人体に多大な影響を与えるもので、これを製造および販売するさいには安全性を重視しなければならないというものである。そのため、製造承認段階で医療用医薬品と一般用医薬品の区分を設けて、製造承認審査資料の範囲を厳格化したりしたのである。また、一般用医薬品については、医療用と比較して、効果よりも安全性を優先するという方針が打ち出された。(『医薬ジャーナル』編集部 1967b: 15)。

さらに、今回制定された副作用報告義務は、一九六七年四月からはじまった一般用医薬品の副作用モニター制度を明文化したものである。この制度は、サリドマイド製剤とアンプル入りかぜ薬による事故という二つの大きな薬禍への教訓から、安全性対策の事後措置の一つとして実施された。この制度では、新薬については承認後二年間の副作用報告義務などがあり、医療用医薬品として二年間以上の経過を観察してから、一般用医薬品として販売することなどを制定していた(一九七一年から経過期間は三年に改められた、厚生省五十年史編集委員会編 1988)。

また、医療用医薬品の一般向け広告は禁止された。これを受けて、医薬品等適正広告基準も同月に一部が改正された。これ以前は医療用医薬品でも新聞などに広告が掲載されていたが、これ以降は一般向けの広告はできなくなったのである（佐藤 1971; 山下 1972）。

この基本方針の制定によって、これまであいまいであった医薬品の区分が明確化され、一般向けの医療用医薬品の広告が禁止されるなど、医薬品の製造承認や販売に大きな影響を与えることになった。しかし、この方針が適用されるのは、これ以降、新規に製造承認していく医薬品についてのみであり、すでに流通している医薬品への適用はなかったのである。

次に、要指示薬制度についてであるが、青少年による催眠剤乱用への対策として、催眠剤が要指示薬として指定されたことは第四章で述べた。この措置によりある程度の規制には成功したが、催眠剤乱用の根絶までにはいたらなかった（下村 1971a）。その理由の一つは第四章で確認したように、要指示薬制度が形骸化していることにあった。医師の指示という表現があいまいであるため、実際には誰でも要指示薬が購入できたのである（『中央公論』編集部 1967）。

一九六八年には、主婦連合会による薬局での覆面調査によって、事実上「要指示薬が野放し状態」という販売の実状についての調査報告が明るみに出た[2]（『医薬ジャーナル』編集部 1972c）。

青少年の催眠剤遊びや当時問題になっていた抗生物質の副作用問題、要指示薬制度形骸化への市民の批判、製薬・医薬品販売業者の市販薬販売を制限する目的の医師会による医師の処方権の主張[3]などの圧力を背景に、一九六八年一一月に厚生省は要指示薬販売の取り締まり強化の方針を打ち出した[4]（『医薬ジャーナル』編集部 1969a, 1969b, 1970a）。

これにたいして、販売できる医薬品を制限される薬局薬店などの小売り業者からは反発があった。

そのため、「要指示薬の〝販売〟だけをとりあげて縛り、制度の矛盾を放置するのは片手落ちだとの小売業者からの反撃を浴びて、これも〝柔軟な指導〟に落着いた」（『医薬ジャーナル』編集部 1970a: 82）のである。

しかし、一九七一年には、要指示薬制度における指定医薬品が実際に拡大された。この経緯については第四章でくわしく述べている。当然このさいも開局薬剤師など小売りに従事する者らは強く反発したのである（『医薬ジャーナル』編集部 1972b）。

第二項　一九七〇年代の規制

本項では、一九七〇年代に行われた規制の概略について確認する。まず、医薬品広告についてである。一九六〇年代後半以降、テレビコマーシャルの普及にともない宣伝競争が激化してくると、一九六六年の日薬連の自粛は徹底されなくなった。そのため、消費者団体による医薬品広告への批判が、国会でも取りあげられるようになる。批判内容の一つは、効能効果の表現に誇大なものが多く、大衆保健薬などには有名人を用いた誇大広告や、「飲んでますか」「明日のためにも今日も飲もう」など、不必要な人にまで連用を推奨し乱用を助長する不適切な表現が多いことなどであった。[5] もう一つは、広告費が不当に医薬品の価格をつり上げているのではないかとの批判だった（佐藤 1971; 山下 1972）。

そこで、一九七〇年六月二六日に、厚生省は日薬連会長にこのような医薬品広告の現状、とりわけ大衆保健薬にたいして、自粛を申し入れる薬務局長通達を行った。[6]「医薬品を服用しなければ健康が維持できないかのごとき不安感をあたえるなどして不必要な人にまでもその使用を促すような表現、およびその連用を推奨するような表現など医薬品の過量消費、濫用助長を促すようなことは、これを厳に慎しむ《ママ》とともに、医薬品の広告宣伝が過度にわたらないよう自粛すること」（佐藤 1971: 30）が要望された。不適切な広告が服用について誤った認識を与え、医薬品の乱用を助長したり不適正な使用を促したりするなどと考えられたのである[7]（佐藤 1971; 二場 1972e; 山下 1972）。

日薬連は、八月にこの要望にたいして積極的に協力する方針を定め、理事会で広告自粛の申し合わせを行った。一般向けに当該医薬品を使用することによって、健康を著しく増進するかのごとく強調する表現をしないことなどについての自粛を申し合わせた（『朝日ジャーナル』編集部 1970; 加藤 1970; 佐藤 1971; 山下 1972）。

また、一九七〇年六月のこの薬務局長通達などを受けて、一九七一年一一月に医薬品等適正広告基準の一部改正が行われた。この改正の骨子は、医薬品等の特殊性にかんがみ使用者に的確な情報を提供する広告を行うよう指導の徹底をはかるものであった。改正のおもな点は次のようなものである。「（1）医薬品の過量消費、乱用助長を促すおそれのある広告は行わないものとする。これはとかくビタミン剤、代謝性製剤等で『ご家族そろって毎日お飲み下さい』とか『今日の健康のために明日の健康維持のために』などの広告を制限するものである」（山下 1972: 36）というものであった。一九七〇年代はじめに、問題があると見なされた医薬品広告の多くは大衆保健薬であり、これへの一連の対応がなされたのである。

さらに、医薬品の安全性のみならず有効性を確保するための制度の整備も一九七〇年代には進んだ。整備が進んだ一つの契機も、製薬企業によって大々的に需要喚起が行われていた大衆保健薬である。これの有効性について疑問が表されたのである。

最初に疑問を示したのは、東京帝国大学医学部附属医院内科物理療法学教室講師（当時）であった高橋晄正である。一九六〇年代はじめ、高橋はグロンサンの研究会へ出席したのを契機に、大衆保健薬の薬効に疑問を抱いた。このことから、厚生省が製造承認したすべての医薬品の有効性に疑問をもつ。大学の教授など社会的な権威の「経験と直感」によって、科学的根拠が作られてきたのであり、医薬品の製造承認は臨床経験の資料だけではなく、二重盲検法や統計的解析といった科学的方法によっても行わなければならないと主張した。高橋らは薬効の科学的証明という立場から、医薬品のあり方を問題にしたのである（高橋 1970）。

高橋は一般向けに、東京大学医学部学生との共著書である『保健薬を診断する――効かない薬効く薬』（1968）や、単著である『九〇〇〇万人は何を飲んだか――疑惑の保健薬＝0《ゼロ》とマイナス』（1970）を上梓した。これらの中で、大衆保健薬が「無効有害」（薬効はなく害だけがある）だと批判した。当時、大衆保健薬の雄と称されていたアリナミンへの批判は市民の注目を集めたのである。

高橋は一九七〇年三月二三日に、約三〇〇〇名の署名を添えて厚生大臣に公開質問状を送った。その内容は、大衆保健薬の製造承認基準などを問うものであった（高橋 1989a）。その結果、同年五月一九日の衆議院決算委員会（浜野清吾委員長）に、高橋ら学識経験者が参考人として呼ばれ、大衆保健薬の無効性や、薬効の検定方法などについての公聴会が開かれたのである。[8]

高橋は決算委員会で、一九四五年以降の戦後の混乱期から薬効の科学的検定が明文化された一九六七年までの間に製造承認された医薬品を、科学的に再検討する委員会の設置を訴えた（大熊1970:『人と日本』編集部 1970）。

この公聴会での議論や高橋の主張が採用され、一九七〇年七月に決算委員長の浜野から医薬品の薬効について期間を設けて検討するよう要望があった。同年九月には、医学・薬学の学識経験者一一名からなる厚生大臣の私的諮問機関として、薬効問題懇談会が設置された。この懇談会で、再検討の対象とする医薬品の範囲および実施方法について検討がはじめられたのである。高橋らの運動の結果、薬効問題懇談会が設置され、医薬品再評価が実施されることが新聞で報道された[9]（『朝日新聞』1970.8.14 朝刊、3面；『読売新聞』1970.9.11 朝刊、14面）。

ただし、医薬品再評価の実施は、本節第一項で述べたアメリカのキーフォーバ・ハリス修正法の影響も多分にあったとされる（厚生省薬務局編 1982）。厳格な新薬の許可および既販売医薬品の再評価などを定めているキーフォーバ・ハリス修正法にもとづいて、一九六六年五月にＦＤＡは医薬品再評価の実施を表明し、一九七二年より開始した（藤井 1974）。アメリカが世界で最初に再評価をはじめ、一九七〇年代に医薬品再評価を実施している国は、ほかにイギリスなどがあった（杉山・大谷 1980）。

一九七一年七月二二日に、薬効問題懇談会の答申にもとづき、中央薬事審議会は常任部会で医薬品再評価特別部会の設置を決定した。再評価の大要は、一九六七年一〇月以降に製造承認された約三万八〇〇〇品目と現に流通していないものをのぞいた医薬品、つまり一九六七年九月以前に製造承認された医薬品すべて約四万品目を、一九七五年度までの五年間で洗い直すというものであった（薬効問題懇談会 1971:『医薬ジャーナル』編集部 1972a）。

一九六〇年代はじめから新薬の製造承認基準が徐々に整備されていったため、科学的検定が不十分な一九六七年九月の「製造承認の基本方針」の通知以前に製造承認された医薬品の薬効について、再評価することがねらいであった[10]（桑原 1970）。医薬品の再評価は一九七一年一〇月から、精神神経用剤など比較的再評価が容易なものと、ビタミン剤など社会的要請が強いものから再検討がはじめられた（昭和四六年一二月一六日薬発第一一七九号）。

その後、一九七四年七月二九日に開かれた中央薬事審議会常任部会の答申にもとづき、厚生省は医薬品再評価の第二次分として、医療用単味剤であるビタミンB_1剤の再評価判定結果を発表した。国内の医薬品再評価実施の契機を与えたともいえる、ビタミン等代謝性製剤のうちのビタミンB_1剤をふくんだ発表であったために注目を集めた（阿部 1974）。

ビタミンB_1剤再評価結果の「有効であることが実証されているもの」としては、「ビタミンB_1欠乏症の予防および治療」「ビタミンB_1の需要が増大し、食事からの摂取が不十分な際の補給」（阿部 1974: 1623）など四つが判定された。

ほかに、「有効であることが推定できるもの」として、神経痛および筋肉痛、関節痛などの「疾患のうちビタミンB_1の欠乏または代謝障害が関与すると推定される場合」（阿部 1974: 1624）とされた。

最後に、「有効と判定する根拠がないもの」とされた適応症は、判定の対象となったビタミンB_1剤が多種あったためフルスルチアミン（アリナミンF）に限っていえば、「妊娠悪阻　急性慢性湿疹　夜尿症　自律神経失調症　高血圧症　低血圧症　起立性調節障害」（阿部 1974: 1622）などであった。

つまり、専門調査会委員の一人であった阿部達夫（当時、東邦大学医学部教授）によれば、「すなわち、今回の再評価により、B_1剤の適応症は従来のものにくらべてかなりの制限をうけたことになる」（阿部 1974: 1622）という評価であった。[11] このさい医療用だけでなく、ビタミンB_1を主剤とする一般用配合剤の効能効果もおなじく判定された。[12]

この医薬品再評価は行政指導で行われてきたが、一九七九年一〇月に薬事法の大幅な改正がなされたさいに、法制化され恒常的な制度となった（平林 1980）。

このさいの薬事法の大改正とは、副作用被害未然防止を薬事法で、それにもかかわらず不可避的に発生する副作用被害は救済法で対応するとしたことである。具体的には、一九七九年一〇月、薬事法の一部を改正する法律と、医薬品副作用被害救済基金法（一九七九年一〇月施行）が公布された。

改正のおもな内容は、一九六一年に新薬事法が施行されて以降、行政指導で対処してきた措置の統合である。この改正によって、医薬品等の品質、有効性および安全性を確保することが薬事法の目的とされ、それのための諸施策が法律に網羅された（一九八〇年四月、九月、一九八一年二月に分けて施行された）。

救済基金制度は、民事責任にもとづいては損害賠償を受けることが困難な医薬品の副作用による健

表　1960年代70年代に実施された本書で言及した事例と関連深い薬事関連制度の整備

年．月	医薬品にかんする規制
1960.8	新薬事法の制定
1961.4	医薬品等適正広告基準の改変 （電波媒体が普及した状況にふさわしい内容に改変）
1961.2	新薬事法の施行 指定医薬品（医師の処方せんまたは指示がないと購入できない）が拡大 ・催眠剤を指定医薬品に指定 購入を制限、販売記録を保存、一般向け広告の禁止 （乱用を問題視し、容易に売買できないよう措置） ・メプロバメート製剤（トランキライザー）を指定医薬品に指定 （依存性を問題視）〈「大衆薬規制」のはじまり〉
1962.9	サリドマイド製剤の販売停止、回収
1962.9	薬事法第1次改正
1963.3	中央薬事審議会に医薬品安全特別対策部会を設置
1963.4	胎児に及ぼす影響に関する動物試験法を制定
1963.7	薬事法第2次改正
1963頃	二重盲検法等による試験資料を要求　症例数も従来の2カ所以上60例以上を要求
1964.8	医薬品等適正広告基準の全面改正 （虚偽および誇大広告が多く乱用を助長していると見なされ、これらの取り締まりを実施）
1965.2	アンプル入りかぜ薬の製造販売および出荷の停止
1965.5	かぜ薬の配伍・効能基準の制定 （安全性を優先）〈市販薬にはじめてなされた製造承認段階での制限の強化〉
1965頃	吸収・分布・代謝および排泄に関する資料の添付を要求
1966.2	厚生省による医薬品広告に関する当面の自粛要望 広告量の減少、および要指示医薬品、催眠剤・鎮痛剤、ドリンク剤の一般向け広告の自粛などを要望 （過剰な広告が乱用を助長していると見なされた）
1967.4	医薬品副作用モニター制度の発足
1967.9	医薬品等製造承認の基本方針の通達 かぜ薬の配伍・効能基準以降の指導を明文化、医療用と一般用の区別を明文化 医療用の一般向け広告の禁止など
1968.4	ドリンク剤の規制 医薬品のドリンク剤は医薬品である旨を明示
1968.11	要指示薬販売の取り締まり強化の方針
1969.6	薬事法第3次改正
1970.6	厚生省による製薬業界への大衆保健薬を中心とした広告自粛の申し入れ （誇大広告、不要な人への服用の推奨、乱用の助長などの取り締まり）
1971.10	医薬品再評価を開始
1971.12	ぜん息吸入剤、女性ホルモン剤、精神安定剤を指定医薬品に指定　〈「大衆薬規制」の強化〉
1979.10	薬事法の一部を改正する法律と、医薬品副作用被害救済基金法を制定

『厚生省五十年史（記述篇）』（厚生省五十年史編集委員会編 1988）を参照して作成

康被害について、迅速な社会的救済をはかるために創設された。製薬企業の社会的責任にもとづいて、その財源を調達して行う生活保障的性格と見舞金的性格とをもつ（厚生省五十年史編集委員会編 1988）。

この制度が制定された背景には、一九七一年から開始されたスモン訴訟において、被害者団体の代表であったスモンの会全国連絡協議会（以下、ス全協）、国、製薬会社の三者による和解が進められていたことがある。ス全協和解案の要求の柱は、恒久補償を具体化した健康管理手当であった。これを実現するため、ス全協が国会などに精力的に働きかけた結果、健康管理手当は医薬品副作用被害救済基金法の障害年金というかたちで実現の見通しを得ることになったのである（実川編 1990）。

薬事法の抜本的改正によって、医薬品の安全性の確保と、万が一に副作用が生じたさいの保障を行う制度準備が整うこととなり、現在へと通じる医薬品の有効性および安全性の確保のための整備がなされはじめたのである。

第二節　一九六〇年代七〇年代の医薬品がおかれた社会的状況を検証した今日的意義について

本書の目的は、一九五〇年代から一九七〇年代にかけての医薬品の有効性および安全性の確保が、現在と比較して整備されていなかった状況を明らかにすることであった。そこで着目したのは、大衆保健薬、アンプル剤・ドリンク剤、トランキライザーの事例である。

これらの事例では、厚生省が厳密な科学的根拠にもとづいて製造承認したものではない効能効果も製薬企業によって宣伝され、医薬品の特性を軽視した商品化や、ときに誇大であったり、不要な服用を推奨したりする需要喚起などが行われていた。

事例の検証から明らかにしたのは次のようなことである。保健を目的にした医薬品は、一九五〇年代から一九七〇年代にかけては、滋養強壮および疲労回復の効能効果だけでなく、疾病の治療にも有効であると宣伝されていた。しかし、一九七〇年代に実施された医薬品再評価という行政施策によって、適応症の範囲を限定されることになったのである。

さらに、アンプル剤は液状の総合ビタミン剤などを薬局薬店の店頭でストローを使用して服用する宣伝などが行われており、医薬品の特性を軽視した商品化がなされていたといえる。しかし、アンプル入りかぜ薬によって重篤な事故が顕在化し、この事故は医薬品の製造承認基準の整備を加速させることになった。

また、アンプル剤から派生したドリンク剤は食品のような医薬品と形容されることもあり、毎日の服用を推奨するなど、不要な服用を助長していると市民などから批判された。薬局薬店以外のレジャー施設などでもドリンク剤を販売する製薬企業の戦略は、医薬品としての特性を考慮していたとはいえなかった。

最後に、過去にトランキライザーと呼ばれた、現在の抗不安薬に該当する医薬品が市販されていた事実を確認した。この市販されていたトランキライザーは依存性や乱用といった問題が顕在化し、厚生省によって販売が規制された。市販が制限されたのである。依存性や乱用といった問題は市民が自由に購入できるがゆえに生じ、医師などの専門家のもとで服用を管理することによって解決できると厚生省が判断したと考えられる。

このような事例を検証したうえで、とりわけ事例と関連深い一九六〇年代七〇年代になされた医薬品の有効性および安全性を確保する制度の整備を確認した。前節までに確認した制度の整備をまとめると、一五九頁の表になる。

一九六一年頃にサリドマイド事故が顕在化する以前は、有効性および安全性についての十分な科学的検証にもとづいて、厚生省が新薬の製造承認をしていたとはいえなかった。しかし、重篤な事故が顕在化することなどによって、徐々に整備されていったのである。

また、薬事関連制度の整備はこのような理由だけによってなされたのではない。たとえば、医薬品広告なども市民から批判された。医薬品広告は、量の多さや効能効果を誇大化した表現、不要な服用の推奨、乱用の助長などが問題視されたのである。本書で言及した大衆保健薬の広告も、このような点からしばしば問題になった。市民などからの医薬品広告への批判を受けて、厚生省は医薬品等適正広告基準の改定などを重ね、「医薬品としての特性」を考慮した広告の基準を徐々に作成していった。

さらに、一九七〇年代に入って医薬品再評価が実施されたことによって、一九六七年以前に製造承認された医薬品についても、科学的根拠にもとづいた有効性の検証がなされることになった。これによって、新規に製造承認される医薬品のみならず、すでに流通しているものについても有効性を科学的に検証することが制度上、義務づけられたのである。

厚生省や製薬業界、小売り業界、市民など多様な行為者の利害によって、一九六〇年代七〇年代には、製造承認基準のみならず販売方法や医薬品広告などを規制する制度が改変されていったのである。この時代になされた製造承認基準および販売、広告の規制などの制定によって、現在へと通じる医薬品の有効性および安全性を確保するための諸制度の礎が築かれていったといえる。

本書が検証した時代の医薬品をめぐる状況について、研究者やジャーナリスト、被害者運動などは「厳格な科学的根拠にもとづかない製造承認」「医薬品の特性を軽視した商品化」「誇大で過剰な医薬品広告」「大量生産大量消費体制」などがあったと批判してきた。これらの状況については、すでに彼らによって断片的に言及されている。また、当時を知る人にとって本書で言及した事例は周知の事実であり、新鮮味がないだろう。けれども、断片的に語られてきたことをまとまった事例として検証することによって、批判された状況が実際どのようなものであったかや、なにが問題視されどのように改変されていったのか、といった経緯の詳細は明らかにできた。

戦後、飛躍的に医薬品産業が成長し、多種の医薬品が開発され流通するようになった。しかし、これらの医薬品は、製造承認における有効性および安全性の科学的検証は不十分であった。さらに、製薬企業は高度経済成長期を背景に、疾病のみならず、肉体的疲労や精神的疲労の回復や健康の維持などのために、医薬品を服用すべきだと宣伝したり、科学的根拠にもとづかない効能効果を誇大に宣伝したりしたのである。需要を開拓し、大量生産に結びつけようとした。

一般用医薬品と医療用医薬品とが明確に区別されるようになったのは一九六〇年代後半であったが、本書で検証した事例は、市民が市販薬として入手できた医薬品であった。製造承認が未整備であったがゆえに、当時は、重篤な副作用が生じたり、服用に注意が必要であったりする医薬品も市民は市販薬として入手できたのである。

また、本書での事例の検証により、サリドマイド事故やスモンなど重篤な薬害を発生させた背景にある社会的状況の一端は明らかにできた。一九八〇年代以降も複数の重篤な薬害が顕在化していることは周知の事実だが、医薬品がおかれた社会的状況は一九六〇年代七〇年代とは異なる。本書で明らかにした知見は、一九六〇年代七〇年代の薬害を発生させるにいたった背景を理解する手助けになるはずだ。

くり返すが、薬害批判論者は、当時、医療機関の利益のために、患者に不要で過剰な処方がなされている場合もあったと批判した。このことが、重篤な薬害を発生させた遠因になったと指摘する論者もいる。医療保険制度を利用した医療機関での処方が、実際どのようになされていたかは、もっと具体的に検証されるべきである。本書が残した課題である。

一九六〇年代七〇年代は重篤な薬害が複数顕在化し、再発を防ぐための諸制度の整備が進んだ時代である。改善されていった過程をふくめて過去の状況を検証することは、現在の医薬品をめぐる状況の理解、および問題の解決のために必須であり意義がある。

〔注〕

1　当時の新薬の製造承認は次のような審査をふまえて行われていた。薬務行政上の重要事項にかんする厚生大臣の諮問について、審議答申するのが中央薬事審議会であった。資料にもとづく新薬の審査は、医学・薬学の専門家で組織する中央薬事審議会の新医薬品調査会、生物学的製剤調査会等その医薬品の性質に応じて組織されている調査会で第一次審査を行い、医薬品特別部会、生物学的製剤特別部会等の特別部会で第二次審査をし、同審議会における薬品審査の最高決定機関である常任部会で最終審査をしたうえで、中央薬事審議会として厚生大臣にその新薬を承認すべきか否かの答申を行った（加藤 1970）。

2　服用に特別な注意が必要であったり、重篤な副作用が生じたりする可能性がある医薬品を市民が薬局薬店で自由に購入できることが、サリドマイド製剤やアンプル入りかぜ薬による事故を誘発したという意見もあった。このような意見も要指示薬制度の取り締まり強化に影響を与えた。この点について、雑誌記事では次のように言及されている。

「薬局薬店で直接消費者の手に渡る大衆薬が隆盛をきわめるにつれて、こうした否定面も相乗的に目立つようになってきたのだが、まず睡眠薬の分野で睡眠薬遊びの弊害とサリドマイド禍が生じ、次いでアンプル入りかぜ薬のショック死事件が起るに至って、自由販売を主旨とする売薬制度下における医薬品の氾濫の危険性が、国民の目の前にさらけだされることになった」（『医薬ジャーナル』編集部 1968c: 32）。

3　医師の処方権つまり医師が医薬品を処方する権利は、製薬業界小売り業界の市販薬を販売する権利とは相いれず、これらによる市販薬の販売は、医師の処方権を侵害するものであると医師会によって主張された（『医薬ジャーナル』編集部 1968b, 1968c, 1969b）。

4　一九六八年の要指示薬販売の取り締まり強化の背景および経緯は次のとおりである。

〈展望　小売薬業　要指示薬問題等で見解〉

要指示薬問題については、厚生省が昨年一〇月末の全国薬務主管課長会議で要指示薬の規制強化への方針を打出し、同時に各都道府県知事に通知を出して以来、小売薬局の激しい反発にあってきた。この規制強化の背景には、昨今の青少年の催眠薬遊びや抗生物質の副作用問題があり、これらの問題に対する世論のつきあげが、厚生省当局の要指示薬取締り強化となったとも見られている。（『医薬ジャーナル』編集部 1969a: 25）

医師会が、医薬分業—処方せんの放出の前提条件として大衆薬の縮小を要求し、形骸化している要指示薬制度などを攻撃したが、こうした圧力への反応としてか、要指示薬販売の取締り強化の方針が出された。（『医薬ジャーナル』編集部 1969b: 37-38）

5　一九六四年六月に、日薬連は自粛要綱を改正して、「有名人が特定の医薬品を推せんまたは常用している旨を広告することによって医薬品の効能効果を誤認させるおそれのないよう注意すること」という項を追加した。しかし、この自粛は徹底されていなかった（佐藤 1971）。

6　この広告の自粛要望では、日薬連に通達を出す前に、当時の厚生大臣と薬務局長が大衆保健薬のトップメーカーである大阪の武田薬品を訪問したという経緯があった。国会の議論では、とりわけ有名人を使った広告の誇大性が指摘されたため、武田薬品にアリナミンAの広告に俳優の三船敏郎を起用するのを止めるよう申し入れた。武田薬品はこれを了承した。このようないきさつがあったうえで、二六日に医薬品業界に通達を出して、大衆保健薬の広告の規制を呼びかけた（『朝日ジャーナル』編集部 1970;『医薬ジャーナル』編集部 1970b; 平沢 1970）。

7　一九七〇年代はじめの医薬品広告の中で、不適当なものとして厚生省の指導対象になった広告はたとえば次のようなものであった。

（3）フィーリング広告について

最近、医薬品の広告で医薬品の紹介には殆ど関係のない素材が使われ始めてきている。例えば野山を駆けている画面の最後に○○ビタミンといったもの。これはテレビ広告を面白く見せるといった一般的な傾向かも知れないが、やはり前述のごとく医薬品の広告は一般消費者にとって必要な情報を提供することが本来の使命であることから考えて好ましくなく、このような素材を使う必要があれば視聴者の注目をひく程度の最小限度にとどめてタイムの大部分を医薬品の選択、使用に必要な説明に当てるべきである。

（4）有名人の使用について

医薬品広告に有名人を使用することについては、前回の国会においてもいろいろな角度から議論され、医薬品の広告に有名人を使用することはその必要性がないばかりか効能効果を誤認させたり、愛用や推奨の表現から濫用を助長させるなど保健衛生上好ましくないので禁止すべきではないかとの指摘もあった。

現在、厚生省はスポーツ選手や活劇俳優などの有名人をビタミン剤や滋養強壮剤などの宣伝広告に使用することはこれらの人物の体力や技能からくるイメージがこれらの医薬品の効能効果を過大に印象ずけ《（ママ）》、不必要な運用を促したり或いは過剰消費を促す可能性があるので（事実、過去においてこのような広告が多く批判がなされたことがある）この種の有名人の使用はいかなる種類の広告であっても行なわないよう指導している。（佐藤 1971: 32-33）

8　参考人として召集されたのは高橋のほかに、当時、中央薬事審議会の医薬品特別部会の臨時委員および新医薬品調査会の副座長を務めていた桑原章吾（当時、東邦大学教授）、東京医科大学助教授の佐藤倚男、千葉大学教授の宮木高明であった。

9　厚生省が実施を決めた医薬品再評価を監視することを目的として、高橋はジャーナリストの平沢正夫らと、一九七〇年一〇月に「薬を監視する国民運動の会」を組織した（薬を監視する国民運動の会 1970）。一九七一年一月には、機関誌『薬のひろば』を創刊し、活動の中心は年六回の機関誌の発行であった（高橋 1989b, 1989c）。

同年四月には、高橋の著書『アリナミン――この危険な薬』が刊行された。アリナミンに代表されるビタミンB_1誘導体製剤は、保健を目的にした市販薬であると同時に、薬価収載され、一九六〇年代には医療機関にてこれを使用した大量療法がなされていた。このような状況を問題視していた高橋は、同月三日に厚生省を訪れ、薬務局長らに、「武田薬品工業株式会社が発売しているアリナミンについて」という上申書とアリナミンの著書を提出した。

上申書の内容は、製薬企業が適応症だと宣伝しているものに有効なことを証明する客観的データはなく、臨床ではアレルギー反応やショック、発疹などの副作用が報告されているため、市販薬としての販売や医療機関での処方の中止を要望するものであった（『薬のひろば』編集部 1971）。このことが新聞などで報道され、アリナミンをめぐる論争は社会問題化した。

10　医薬品再評価特別部会の初会合が一九七一年一〇月一日に開かれ、部会長に熊谷洋（東京大学名誉教授）が選出された。

11　ビタミンB_1製剤再評価結果の詳細は次のとおりである。

「1）有効であることが実証されているもの」として次の四つが判定された。「a）ビタミンB_1欠乏症の予防および治療、b）ビタミンB_1の需要が増大し、食事からの摂取が不十分な際の補給（消耗性疾患　甲状腺機能亢進症　妊産婦・授乳婦　激しい肉体疲労時など）、c）ウェルニッケ脳炎、d）脚気衝心」（阿部 1974: 1623）である。

「2）有効であることが推定できるもの」としては、「下記疾患のうちビタミンB_1の欠乏または代謝障害

12

が関与すると推定される場合　a）神経痛　b）筋肉痛、関節痛　c）末梢神経炎・末梢神経麻痺　d）脊髄炎・脳血管障害、脱髄性疾患　e）心筋代謝障害　f）糖尿病、自家中毒症　g）便秘などの胃腸運動機能障害　h）術後腸管麻痺」（阿部 1974: 1624）が判定された。ただし、「有効であることが推定できるもの」と判定したこれらの適応は、すべてビタミンB_1欠乏またはビタミンB_1代謝障害が関与すると推定される場合に限定して、使用する医師の判断を重要視し、また効果がないのに月余にわたって漫然と使用すべきでないとも限定された（阿部 1974）。

最後に、「3）有効と判定する根拠がないもの」とされた適応症は、多種あるビタミンB_1剤の中のフルスルチアミン（アリナミンF）に限っていえば、「妊娠悪阻　急性慢性湿疹　夜尿症　自律神経失調症　高血圧症　低血圧症　起立性調節障害　神経循環無力症　月経困難症　月経時和通」（阿部 1974: 1622）であった。

ビタミンB_1を主剤とする一般用配合剤の効能効果の判定は次のとおりであった。

効能効果があるのは、「脚気」「つぎの場合のビタミンB_1の補給　肉体疲労時・妊娠授乳期・病中病後」「つぎの症状の緩和　神経痛・筋肉痛・腰痛・肩こり」（藤井 1974: 1646）であり、「ただし、これらの症状について、一カ月ほど使用しても改善がみられない場合は、医師、薬剤師などに相談すること」（藤井 1974: 1646）とされている。

その後、ビタミン含有保健剤の効能効果については、製薬業界の自主規制案が採用され、「滋養強壮」「虚弱体質」「肉体・疲労・病中病後（または病後の体力低下）・胃腸障害（または食欲不振）・栄養障害・発熱性消耗性疾患・妊娠授乳期（または産前産後）などの場合の栄養補給」（藤井 1974: 1646）とされた。

滋養強壮および疲労回復を目的にした市販薬は、一九六〇年代七〇年代に有効性の有無が社会問題になった。しかし、現在でも国内で販売され需要がある。これらの医薬品は、一九五〇年代以降途切れることなくなぜ一定の需要があるのか、また、なぜ人びとはこれらの市販薬を購入して服用するのか、という問いを明らかにする作業が残されている。

おわりに

本書は、現在とは異なる一九五〇年代およびこれ以降から一九七〇年代にかけての医薬品をめぐる社会的状況を、大衆保健薬、アンプル剤・ドリンク剤、トランキライザーの事例から明らかにしたものである。

本書で言及した医薬品には現在も販売されているものもある。しかし、一九五〇年代六〇年代当時は、製薬企業によって異なる効能効果が宣伝されていたりした。また、本書で言及した医薬品の中には、現在はまったく販売されていなかったり、医療機関での処方でのみ流通しており市販はされていないものもある。このような現在とは異なる医薬品をめぐる社会的状況およびそれが変容していった経緯を具体的に示し、検証することが本書のねらいであった。

なぜなら、現在の医薬品をめぐる問題および今後生じる問題を考察していくうえで、歴史的経緯の検証は必須だからである。また、それは同時代に顕在化した複数の重篤な薬害を生じさせた背景を理解することでもある。

本書は、二〇一八年三月に立命館大学大学院先端総合学術研究科に提出した、博士学位請求論文「大衆薬の社会的位置づけの変容に関する歴史的研究」が元になっている。本書の各章に該当する論文の初出の掲載などは次のとおりである。いずれの論文も本書の一部にするにあたり、大きく改稿している。すべて単著論文である。

◆第一章　書き下ろし

◆第二章、第三章

「保健を目的にした医薬品が普及した当初の社会的位置づけの再検証」、2020年立命館大学大学院先端総合学術研究科発行『Core Ethics』16号、169-180頁に掲載。

◆第四章

「トランキライザーの流行――市販向精神薬の規制の論拠と経過」、2010年立命館大学大学院先端総合学術研究科発行『Core Ethics』6号、385-399頁に掲載。

◆第五章

「一九六〇 - 七〇年代の保健薬批判――高橋晄正らの批判を中心に」、2013年立命館大学大学院先端総合学術研究科発行『Core Ethics』9号、211-220頁に掲載（一部は第二章にも該当する）。

「高橋晄正の薬効の科学的検証と『薬のひろば』の活動」、2014年立命館大学大学院先端総合学術研究科発行『Core Ethics』10号、251-259頁に掲載。

博士学位請求論文からの大きな改稿点は、一九六〇年代七〇年代の専門家やジャーナリスト、市民などによる薬害の発生を批判し補償などをもとめる運動などについての言及を削ったことである。この点については今後も検証を重ねていく。

本書は博士学位請求論文を元にしているため、博士論文執筆の指導および審査にたずさわっていただいた先生方の氏名を挙げて謝辞を述べたい。指導および審査を担当していただいたのは次の四名の先生方である。私が在籍した立命館大学大学院先端総合学術研究科において指導をしていただき、博士論文審査の主査をしていただいた同研究科教授の立岩真也先生、副査をしていただいた同研究科教授の竹中悠美先生、同研究科教授の美馬達哉先生、外部審査を引き受けていただいた龍谷大学教授の黒田浩一郎先生である。あらためてお礼を申し上げる。

博士論文の執筆過程でたいへんお世話になったのは次の方々である。非常に多くの人に助けていただいたため、個別の氏名を挙げることはできない。立命館大学大学院先端総合学術研究科の教員の方々、院生仲間（もちろん院生で結成した研究会での活動もふくむ）、同研究科事務職員の方々、立命館大学生存学研究所の教員の方々、同研究所事務局の方々、立命館大学の図書館職員の方々、学外の図書館職員の方々、学会および大学外の研究会での発表において意見をいただいた方々、そして、投稿論文の査読をしていただいた匿名の査読者の方々である。非常に長くかかった執筆過程において、多様な局面で多くの人に支えていただき、博士論文を完成させることができた。あらためて感謝を申し上げる。

生活書院社長の髙橋淳さんにご尽力いただだいたおかげで、筆者の怠慢で滞っていた博士論文の書籍としての刊行をやっと実現できた。お礼を申し上げる。

多くの人びとに助けてもらい刊行できた書籍ではあるが、本書に執筆されていることのすべての責任は筆者にある。

最後に、「はじめに」で述べたことのくり返しになるが、本書が読者に想定しているのは、医療従事者や今後このような職種を目指す人、研究者や専門職ではないという意味での一般の人、高校生、大学生である。

本書は実学書ではなく、すぐに生活や仕事において役立つような内容ではない。けれども、月並みないい方ではあるが、本書のような過去の社会的状況の検証は、今後生じるかもしれない想定されていなかった問題に直面したさいに、その対象を考察する材料になるはずである。また、本書を手にとってもらった人が今まで知らなかったことを知ることによって、自分の日常との連関を見い出してもらえれば幸いである。

◇本書は、JSPS科研費22・10049の助成を受けたものである。
◇本書は、厚生労働省科研費「薬害資料データアーカイブズの基盤構築・活用に関する研究（21KC2008）」の助成を受けたものである。

解題　わからない間、何を考えるか、何をするか

立岩真也

■いつものように書類の再掲

著者は二〇〇七年四月に私の勤め先の大学院に入学した。同じ大学の別の研究科（応用人間科学研究科）で修士号を取っていたので、後期課程への入学ということになる。最短三年で終えることはできるが、著者はそのかん、子育てなどいろいろあって、ゆっくりで、二〇一八年三月の修了・博士号取得となった。その後も研究を続け、それを足し、また本の手にとりやすさを考えて、かなりの部分を削り（一七一頁）本書とした。入学当初はうつ病の人たちのセルフヘルプ・グループのことを研究しようということであったように記憶している。それはそれでおもしろいかもしれないが、調査の相手を見出し、わたりをつけるあてがそうあったわけでないこと、そして、結局、論文というのはなにかを見つけてこなければならないのだが、そこがそう簡単ではないかも、といった話をしていた記憶がある。著者には、うつ病、向精神薬……といった関心の繋がりもあって、薬のことを研究しだした

のはいつごろだっただろう。始めて、続けていくうちに、歴史を辿ろうとする研究にはそういうところがあるのだが、だんだんとはまっていき、軌道に乗っていったように思う。

提出後二月ほど経った六月七日に「口頭試問」があり、七月一四日に「公聴会」があった。そしてその後の教授会で投票（ここまで来ればほぼだいじょうぶ、その後全学の会議にあがり、三月に遡って学位授与）ということになるのだが、その際、「主査」という役の教員が「審査報告書」というものを書く。「論文内容の要旨」と「論文審査の結果の要旨」他合わせてA4・二枚の短いものだが、けっこう気の重いものだ。本書と同時期、やはり生活書院から刊行となる天畠大輔の博士論文をもとにした本の「解題」でも同じ愚痴を書いた。今度の著者の本（の概要は三頁〜）は、博士論文と異なるものだから、「論文内容の要旨」も記しておく。これは実際には著者の書いたものを短くして使う部分が多い。この時もそうしたと思う。

本論文は、戦後日本社会における薬の用いられ方の変遷を辿る。現在では規制のもとにある薬が、かつて広告され市販され消費されていたさまを記す。そして、それが一方では医師の処方を要する薬となり、他方では「医薬品」として市場に渡され消費されていくようになる、その過程を明らかにする。

構成は以下。序章「薬剤の現代史」、第1章「大衆薬の隆盛とそれを支えた諸制度（一九四八―六四年）」、第2章「市販向精神薬の隆盛と大衆薬規制の始まり（一九五五―七二年）」、第3章「大衆薬の社会問題化と拡大する規制（一九六〇―七〇年）」、第4章「保健薬批判（一九六一―七一年）」、第5章「薬批判運動と薬効の再評価（一九七一―一九三年）」、終章「大衆薬の社会的位置づけの変容についての考察」。

第1章では、終戦の数年後から一九六〇年代前半にかけての大衆薬の隆盛の様子を確認した。まず、グロンサンを含む肝臓薬ブームを検証した。次に、アンプル入りかぜ薬がこの時期の社会でいかなる位置づけであったのかを明らかにした。

第2章では、現在、処方薬であるトランキライザーが過去に市販されていた事例から、市販向精神薬の社会での位置づけと規制の変遷を検証した。市販トランキライザーは疲労回復や日々の不調の解消に効果がある薬剤として売り出されていたが、習慣性や慢性中毒による禁断症状などが社会問題となり、一九六一年、一九七二年と二度にわたる販売の規制がなされた。一九六一年の第一次規制は大衆薬規制の始まりであり、一九七二年に医師の下で管理される処方薬へと移行した。

第3章では、一九六〇年代の大衆薬規制の変遷を検証した。大衆薬での薬禍が発生したことなどにより批判・要望が噴出し、それを受けた薬務行政が販売・製造・広告の規制を行うようになるその過程を明らかにした。

第4章では、高橋晄正らが展開した保健薬批判が、薬務行政による薬効の再評価という施策の実現を後押しした経緯を明らかにした。高橋らはアリナミンに「薬効がない」という批判を展開し、この批判は社会問題となった。薬批判の論点に、薬害・副作用以外に、「薬効がない」という新たな視点を加えたのである。また、当時、アリナミンなどの保健薬は、医療機関で現在よりも広範囲の疾病に、注射や錠剤の処方によって大量療法がなされていた。高橋らの「薬効がない」保健薬の規制を求める主張は、薬務行政による認可済み医薬品の再評価を後押しした。しかし、これの実施において、薬務行政には、増大し続けている医療保険財政の赤字を解消するために、保険医療から排除できるものを排除したいという意向があった。前者の批判を受けた後者も向かう方向には一致するところがあったのである。

第5章では、薬効の科学的証明を主軸に薬批判を展開した高橋らの運動を検証した。彼らが監視を続けた一九七四年の薬効の再評価結果において、アリナミンは、有効性が確認できないことを理由に、従来の適応症を大幅に制限され、医療での使用も減少していった。しかし、市販薬としてのアリナミンの販売は規制されなかった。服用者自身が費用を負担して、保健薬を服用することは、問題と見なさなかったのである。皮肉にも、高橋らが実現を後押しした薬効の再評価では、保健薬に医薬品という位置付けが与えられ、市場で広く消費され続けていくことに関わっているとも考えられることが示される。

続いて「論文審査の結果の要旨」。これは私の作文だ。

本論文の価値はまず一つ、種々の「薬」が、それほどの過去ではない過去、今では信じがたいほど、大々的に広告され市販され消費されていた時期があったそのさまを、具体的に、詳細に、明らかにしていることにある。例えば、現在であれば精神科で処方されるような薬物の広告が、受験雑誌や婦人雑誌に掲載され、疲労やいらいらや眠気を取り払ったり軽減するのに役立つと広告・宣伝され、実際に使用された。筆者はそうした薬剤が鶏に卵を多く産ませるためにさえ用いられることがあったことを記している。学業や家事や職業や産卵にかくも素直に熱心であった時代があり、そのことを薬が助けることにさして疑問が感じられてはいないようであった時期があったこと、そのことを薬と薬を巡る言説・表象が示していることは、まずその社会とその歴史の描述としてあってよい。しかしそうした研究は——同時期深刻な問題となった薬害は、比べればまだいくらかは記憶にとどめられており、そして研究もあるが（そしてもっとあるべきだが）——意外にも少ない、というよりほぼない。短いあいだにかくも世界が変わったこと、すっかりそのことを人々が忘れていることあるいは最初から知らないことを示し、そこから人が薬について、そしてその薬を取り巻く社会・時代についてなにかを考えることを促す契機となることは大きな意義のあるものである。さらに子細にこうした記述がなされてよいと思われるのだが、そしてそのことは審査委員によっても述べられたのだが、今後を期待させるものとして本研究はなされ、本論文は書かれた。このことにおいてすでに本論文は博士論文としての価値を有するものと評価された。ただ、過去とそこからの変化を正確に示すためには、用語やその用法について、当時の表現を用いるなら正確にその用法を踏まえて使用するべきであり、また執筆者の用法で通すならそのことのことわりと実際に使われた用法との区別とが必要である。その部分について、十分な水準まで改稿がなされたことを審査委員会は確認した。

本論文の価値のもう一つは、その後に起こったことについての記述・分析にある。まず、高橋晄正といった人たちの強い業界・政府批判がかつてあったことも、当時の人々のある部分はかろうじて記憶に留めているとしても、研究はなかった。人は薬との関わりからこれからも逃れられることはないのだろうから、この部分の記憶・知識を欠落させることもよくない。さらにこの論文が興味深いのは、高橋らの批判は、製薬会社や行政を敵に回した強い批判だったのだが、今からそれを振り返った時、少なくとも政府の意向とは合致するものであり、さらに製薬業界にとってもさほどわるい決着ではなかったかもしれないということである。つまり、医療機関の利害によって効果がさほど見込まれない薬が大量に使用され、それが医療保険から支払われることは、保険者、そして政府にとっても歓迎されないはずのことであり、自らに対する批判を（批判も）受けて、政府は制限を強くしたとも考えられる。とりようによっては高橋らの批判を利用したと言えなくもない。そして、問題になったアリナミン等々は衰滅したわけではなく、効果の正確な証明を要しない領域に自らの位置を占め続けてもいる。しかしでは効果が明確に証明できない限りはすべて許可しないのがよいか。そうともならないとすると、別のあり方は可能であったのか、またこれからありうるのか。そうしたことを考えさせるものとしても本論文の価値は大きく、十分に博士論文の水準を超えていると審査委員会は判断した。

■へーと思うことが書いてある、の続き

今全文を引用した「論文審査の結果の要旨」には二つの段落がある。二つめの段落のことは本書にはあまり出てこないようだ。これは、著者と（博士）論文をどういう「おち」にするかといろいろ話していて、かなり長い時間話して、「こういうのもあるよね」ということになった話だ。わりあい重要なところだと私は思っている。ただ、それはそれ、今後の著者をはじめとする人たちの研究に期待するということにして、バス。

本書はおもに一つめの段落に評価を記したものとなった。本書に掲載されている新聞や雑誌の広告を見ると、普通に「へー」と思う。ローリング・ストーンズの「マザーズ・リトル・ヘルパー（Mother's Little Helper）」が実は、についてはたしか著者から論文になる前に聞いた。この曲はアルバム『アフターマス（Aftermath）』の英国盤のA面一曲目に入っている。米国盤には入っておらず代わりに「黒く塗れ！（Paint It, Black）」』がその場所に入っている。といったことはいま『ウィキペディア』で知った。私がもっている日本盤を今見たが、それは英国盤と同じ仕様になっていた。

何度でも同じことを言うが、こういうことは誰かきちんと集めて書いてもらう必要がある。それを著者はやってくれた。「へー」の後の続きはいろいろだ。そして、いくらか過去の薬害やその批判・研究（本書一八頁〜）を知る人は、それはその後どうなったのかとも思う。それもまた別に続きを考えたり調べたりすることができる。いくらでもやるべきことがある。本書から少し離れて、書かせてもらう。

今私たちが薬害のことで思うのは、その機構はわからないのだが、人によって生ずる／生じないが、またその度合が異なることがあるらしいことだ。こちらの大学院の修了者では植村要が博士論文「視力回復手術を受けたスティーブンス・ジョンソン症候群による中途失明者のナラティブにおける「治療」についての障害学的研究——当事者性を活用したインタビュー調査から」に書いたのが、そして植村自身がそれで失明したスティーブンス・ジョンソン症候群（ＳＪＳ）はそういうもののようだ。

ＳＪＳも含め、スモンの時もそうだったが、なかなかその機制がわからないことがある。ではわからない間はじっとしていたらよいのかといえばそんな呑気なことも言っていられないことがある。こんどこちらの研究科にも子宮頸がんワクチンに関わることを研究しようという人が来るかもしれない。コロナのことがあって、ワクチン派？が少々力を増しているように思えたりもするのだが、もちろん、そんないい加減なことでは困る。一九六〇〜七〇年代あたりから活躍してきた人たちが亡くなったりで、こんど、教育機関としての研究科と一緒にある生存学研究所（著者は現在客員協力研究員）で関係の資料をいただくことになるかもしれない。よかったら、誰でも、そうしたものも使ってくれて、研究してくれればと願う。

■わからない時・対立の時

そして、わからない（わかりにくい）時に何が起こるのか。どうしたらよいのか。これはいくらか理論的な問いでもある。他人の本で自分の本から引用し、宣伝するなど言語道断だが、しかし、たいへん長い引用をさせていただく。

ただ、例えば公害・薬害といったもののある場合には、その人の今の状態が何に由来するのか、なんとも確定できない場合は残ることがあるだろう。これはたんに事実判断の問題であるだけではない。とすると、どう考えるか。このことについては後で述べる。

次に、しばしば起こることが、被害を訴える側の内部における齟齬・対立だ。集団で訴訟を行なった場合、その内部に対立が起こることがある。原告が一人の場合でも、弁護士との間に争いが起こることがある。そして一人の人において、同時に対立してしまう契機が併存することがある。そんなことが多くあってきた。

それが起こるのは、その事件・裁判が起こっている間のことである。しかしその時点において、とくに裁判を起こさざるをえなかった側の味方をしようと思えば、訴えている側内部の対立を明らかにすることは、敵を利することにもなりうる。すくなくとも今はそのことを書くことを控えようということになる。そしてそれは終わってしまったとしよう。終わってしまったことの中にあった、その人たちにとって苦い事実、忘れてしまいたい事実を書くことをためらい、また読もうと思わないとしても、それはもっともなことである。

また、争いが起こっている時であれ、それが終わった後であれ、外からやってきて、起こった対立について聞きたいと言ったら、あなたはどちらの味方なのかと問われるかもしれない。「わからない。だから調べているのだ。」と答えると、「そんな人に語ることはない。」と相手にしてもらえないかもしれない。それもまた当然のことだ。

ただ、当事者の側にも記録して残したいという思いのあることはあり、実際に記録があることがある。過去のものの多くは入手困難になっているのだが、それでも手にとれるものもある。そうした記録においても、とくに強い対立があった場合には、一方は他方の側にまったく言及しないといったことがある。あるいはごく短く、否定的に言及するといった場合がある。他方の側はどうか。そちらは、意地を通した、あるいは意固地になった人であったりもし、多くの場合に、数は少ない。たった一人であったりすることもある。となればその記録はなかなか残りにくい。

こうして、知ることはそう簡単ではないのだが、それでも、ある程度のことがわかることもある。

以上、拙著『自閉症連続体の時代』(二〇一四、みすず書房)の「補章　争いと償いについて」より(二七六～二七七頁)。「後で述べる」としたことについてのその第3節「理由を問われない生活」(二七九頁～)。そして「齟齬・対立」について。もちろん、今すぐに、調べて考えて言わねばならないこともある。しかし、二つ以上のものの間にあったことを探し考えることは、いくらかの時間が経ち、「ほとぼり」が冷めた時のほうが都合のよいこともある。多くのなされるべき研究がもう間に合わないのだが、今、ぎりぎりできることもある。やはり拙著『病者障害者の戦後――生政治点描』

（二〇一八、青土社）の第2章「一つの構図」の第3節は「（2）被害者たちの運動：サリドマイド／スモン」。そして第4章「七〇年体制へ・予描1」では椿忠雄、井形昭弘、白木博次といった人をあげた。例えば椿はスモンの解明に貢献した。白木も公害の告発の側にいたとされる。同時に、この人たちと本書（＝松枝の本）で取り上げられている高橋晄正たちとの間に対立があった。それはどんなことだったのか。私たちはそこから何を得て、これからどのようにやっていくのか。拙著で書いてみたつもりではある。

このような機会をいただく毎度、同じことを書いているが、きちんと考えるべきことがたくさんある、そのためにも、たくさん調べて書いて、それを積んでいく必要がある。著者もまたその研究を続けてくれるだろう。本書を手にとりやすいものにするために省かざるをえなかった部分も含め、これから調べて集める部分も含め、研究所のサイトに掲載していく。もちろんこの私の文章も、きっと多くの人は聞いたこともない人の名などのページにリンクさせたものを、掲載してある。ご覧いただければありがたい。本書の書名か、「松枝亜希子」で検索して出てくる頁（http://www.arsvi.com/w/ma01.htm）からご覧になれる。よろしくです。

※私が主に担当し二〇二一年までに博士号を授与された論文は六八、そのうち書籍になったものが三三、主査でなかった人二人のも含めて一三の博士論文をもとにした書籍の冒頭あるいは末尾に解説・解題を書いたようだ（帯の宣伝文の類は別）。そのうち、審査報告書をその文章のなかに引用したのは五冊に書いた文章においてで、こ

の本でが六度目になる。その五冊と私が書いた文章の題を以下に列挙する。なお、窪田の本はナシニシヤ出版からの刊行だが、他は生活書院から。①樋澤吉彦『保安処分構想と医療観察法体制——日本精神保健福祉士協会の関わりをめぐって』（二〇一七）に、「不可解さを示すという仕事」。②仲尾謙二『自動車　カーシェアリングと自動運転という未来——脱自動車保有・脱運転免許のシステムへ』（二〇一八）に、「この本はまず実用的な本で、そして正統な社会科学の本だ」。③葛城貞三『難病患者運動——「ひとりぼっちの難病者をつくらない」滋賀難病連の歴史』（二〇一九）に、「ここから始めることができる」。④窪田好恵『くらしのなかの看護——重い障害のある人に寄り添い続ける』（二〇一九）に、「ここにもっとなにがあり、さらにあるはずについて——解題に代えて」。⑤天畠大輔『しゃべれない生き方とは何か』（二〇二二）に「誰の?:はどんな時に要り用なのか（不要なのか）」。これまで私が書いてきた一三の文章すべての全文をやはりこちらのサイトに掲載している（http://www.arsvi.com/ts/dt.htm、「立岩真也　博士号取得者」で検索）。

山口比呂志，1958,「グロンサンの正体――その糖衣のなかには？」『財界』6 (2) : 22-25.
山下麻衣，2010,『医薬を近代化した研究と戦略』芙蓉書房出版.
山下敏夫, 1972,「【特集　消費者へのアプローチ】 医薬品広告規制の動向」『医薬ジャーナル』8 (11) : 34-38.
柳田知司，1975,「薬物依存関係用語の問題点」『臨床薬理』6 (4) : 347-350.
『財界』編集部, 1957,「業界の「当り屋」総まくり　薬品　二年間で八倍になつた中外製薬」『財界』5 (1) : 99-101.

＊署名のない新聞記事・新聞広告の引用元については本文中に明示。

田村豊幸，1975，『薬害の歴史とその対策（薬品副作用学 3)』ABC 企画.
田村豊幸，1977，『薬は毒だ——副作用・幼児から老人まで』農山漁村文化協会.
田村豊幸，1978，『医者の薬——危険のない飲み方』農山漁村文化協会.
田村豊幸，1979a，『その症状は病気か副作用か』金剛出版.
田村豊幸，1979b，『奇形児はなぜ——妊娠してからでは遅すぎる』農山漁村文化協会.
田村豊幸，1979c，『薬は毒じゃない——薬を正しく使うための 30 章』医学研究社.
田中百合子，2005，『この命、つむぎつづけて』毎日新聞社.
谷奥喜平，1960，『薬禍——あなたが使っている薬の恐ろしさ』隆鳳堂書店.
谷崎潤一郎，1967，「瘋癲老人日記」『日本の文学 25　谷崎潤一郎（三)』中央公論社，371-483.
立岩真也，2018，『病者障害者の戦後——生政治史点描』青土社.
辰野高司，1967，『日本の薬学』紀伊國屋書店.
Time's press, 1958, "Honorable Tranki," *Time*, February 17: 52.
津田真人，1997a，「『健康ブーム』」の社会心理史——戦前篇」『一橋論叢』117（3）: 445-463.
津田真人，1997b，「『健康ブーム』」の社会心理史——戦後篇」『一橋論叢』118（3）: 503-521.
『中央公論』編集部，1967，「大衆薬と治療薬」『中央公論』11 月号 : 42-43.
上田昌文・渡部麻衣子編，2008，『エンハンスメント論争——身体・精神の増強と先端科学技術』社会評論社.
植原亮，2008，「第七章　薬で頭をよくする社会——スマートドラッグにみる自由と公平性、そして人間性」信原幸弘・原塑編『脳神経倫理学の展望』勁草書房，173-200.
上原卓郎，1962，「一億総アンプル立ち飲み時代　インスタント精力増進法まかり通る」『週刊サンケイ』2 月 12 日号 : 18-22.
牛丸義留，1962，『薬事法詳解』学陽書房.
渡辺理恵子，1975，『愛と闘いの序章——スモンと共に歩んだキャンパスの青春』立風書房.
Wikipedia, The Free Encyclopedia, 2021, "Mother's Little Helper," Wikipedia Homepage,（2021 年 11 月 19 日取得，http://en.wikipedia.org/wiki/Mother%27s_Little_Helper).
Wissenschaftliche Abteilung des DRZE, 2002, *drze-Sachstandsbericht. Nr.1., Enhancement. Die Ethische Diskussion uber Biomedizinische Verbesserungen des Menschen*, New York: Dana Press.（=2007, 松田純・小椋宗一郎訳『エンハンスメント——バイオテクノロジーによる人間改造と倫理』知泉書館.）
薬効問題懇談会，1971，「医薬品の再検討に関する薬効問題懇談会答申」『医薬ジャーナル』7 (8) : 84-88.
薬業経済研究所編，1963，『薬事年鑑　1964 年版』薬業時報社.
薬業経済研究所編，1967，『薬業経済年鑑　1968 年版』薬事日報社.
薬業経済研究所編，1970，『薬業経済年鑑　1971 年版』薬事日報社.
薬事衛生研究会編，2015，『2015-16 年版　薬事法規・制度及び倫理　解説』薬事日報社.

砂原茂一，1970，『医者とくすり――治療の科学への道』東京大学出版会.
砂原茂一，1976，『薬　その安全性』岩波書店.
砂原茂一，1983，『医者と患者と病院と』岩波書店.
『サンデー毎日』編集部，1957，「“幸福”と“心の平和”の新薬――来るかトランキライザー時代」『サンデー毎日』3 月 24 日発行号 : 20-23.
『週刊朝日』編集部，1965，「“アンプル”に手を出すな！――新薬競争から生れた悲劇」『週刊朝日』70（10）: 16-21.
『週刊朝日』編集部，1966，「キャンペーンシリーズ『これでいいのか』物価 1　クスリ“ビタミン戦争の実態”」『週刊朝日』8 月 12 日増大号 : 42-46.
『週刊文春』編集部，1961a，「日本最高セールスマンの孤独」『週刊文春』9 月 25 日号，80-84.
『週刊文春』編集部，1961b，「チューチュー合戦の舞台裏――ウケに入るアンプル内服液の将来は……」『週刊文春』12 月 11 日号 : 14.
高橋晄正，1970，『9000 万人は何を飲んだか――疑惑の保健薬＝ 0（ゼロ）とマイナス』医事薬業新報社.
高橋晄正，1971a，『くすり公害』東京大学出版会.
高橋晄正，1971b，『アリナミン――この危険な薬』三一書房.
高橋晄正，1979，「第Ⅰ部　自分史メモ」『薬のひろば』45,46: 3-69.
高橋晄正，1989a，「プロローグ――本会の設立まで　4. 厚生大臣への公開質問状」『薬のひろば』100: 20-25.
高橋晄正，1989b，「プロローグ――本会の設立まで　5. 機関誌『薬のひろば』の発行」『薬のひろば』100: 25-26.
高橋晄正，1989c，「第Ⅵ部　本会の活動を支えた人びととその科学論　Ⅵ -3　本会の活動を支えた人びとのプロフィル」『薬のひろば』100: 267-272.
高橋晄正，1993，『薬品公害の二〇年――「薬のひろば」活動の記録』松籟社.
高橋晄正・平沢正夫，1972，『あなたは知らない　薬――この危険な副作用』KK ベストセラーズ.
高橋晄正・水間典昭，1981，『裁かれる現代医療――スモン・隠れた加害者たち』筑摩書房.
高橋晄正・佐久間昭・平沢正夫編，1968，『保健薬を診断する――効かない薬効く薬』三一書房.
高橋晄正・篠友三・大熊由紀子・平沢正夫，1971，「座談会　薬は誰のためにあるのか（上）」『薬のひろば』1: 56-72.
高野哲夫，1972，『くすりと私たち――現代日本の薬害問題』汐文社.
高野哲夫，1979a，『日本の薬害』大月書店.
高野哲夫，1979b，『スモン被害――薬害根絶のために』三一書房.
高野哲夫，1981，『戦後薬害問題の研究』文理閣.
高野哲夫，1985，『だれのための薬か――社会薬学序説』海鳴社.
高杉晋吾，1984，『黒いカプセル――死を招く薬の犯罪』合同出版.

佐久間昭，1969，『くすりとからだ』東京大学出版会．

佐藤哲彦，2016，「薬害の社会学的記述に関する考察――薬害ディスコースの分析（特集 シンポジウム連動企画 薬害と現代社会をめぐって）」『関西学院大学先端社会研究所紀要』13: 89-104.

佐藤博之，1971，「医薬品の広告規制」『医薬ジャーナル』7 (9)：28-33.

佐藤守弘，2020，「第5章　医薬品広告　医薬品――病気と健康のあいだに」竹内幸絵編『開封・戦後日本の印刷広告：『プレスアルト』同梱広告傑作選〈1949-1977〉』創元社，58-79.

佐藤登，1980，「大衆薬（一般用医薬品）を考える―その6―大衆薬の流通について――卸における大衆薬流通の問題」『月刊薬事』22 (2)：355-358.

佐藤倚男，1966，「精神安定剤中毒」『月刊薬事』8 (6)：27-30.

瀬谷慎一，1980，「大衆薬（一般用医薬品）を考える―その8――般用医薬品と再販制度」『月刊薬事』22 (4)：671-674.

重田定正，1957，「読者相談欄　体の問題」『蛍雪時代』12: 145.

清水昭，1967，「昭和41年における医薬品生産状況」『月刊薬事』9（6）：880-885.

下村孟，1970，「向精神剤の問題とその国際規制について」『月刊薬事』12 (5)：101-104.

下村孟，1971a，「向精神剤の国際条約と世界の動向――国際問題と向精神剤」『医薬ジャーナル』7 (6)：20-23.

下村孟，1971b，「薬学知識　向精神剤規制の国際条約」『月刊薬事』13 (7)：55-58.

志鳥栄八郎，1976，『冬の旅――音楽評論家のスモン闘病記』朝日新聞社．

Silverman,M.M.and L.Philip, 1974, *Pills, Profitits and Politics,* Oakland: University of California Press.（=1978，平沢正夫訳『薬害と政治――薬の氾濫への処方箋』紀伊國屋書店．）

Sjöström,H.and R.Nilsson, 1972, *Thalidomide and the Power of the Drug Companies,* Harmondsworth: Penguin Books Ltd.（=1973, 松居弘道訳『裁かれる医薬産業――サリドマイド』岩波書店.）

Smith,M.C., 1985, *Small Comfort: A History of the Minor Tranquillizers,* New York: Praeger Publishers.

Smith,M.C., 1991, A *Social History of the Minor Tranquilizers: the Quest for Small Comfort in the Age of Anxiety,* New York: Haworth Press.

曽田長宗編，1981，『薬害――その医学的・薬学的・法学的側面』講談社サイエンティフィック．

杉山忠太郎・大谷省治，1980，「大衆薬（一般用医薬品）を考える―その11―　一般用医薬品の再評価」『月刊薬事』22 (9)：1697-1699.

スモンの会全国連絡協議会編，1981a，『薬害スモン全史 第一巻――被害実態編』労働旬報社．

スモンの会全国連絡協議会編，1981b，『薬害スモン全史 第二巻――裁判編』労働旬報社．

スモンの会全国連絡協議会編，1981c，『薬害スモン全史 第三巻――運動編』労働旬報社．

スモンの会全国連絡協議会編，1986，『薬害スモン全史 第四巻――総括編』労働旬報社．

スモンの会全国連絡協議会編，2009，『薬害スモン恒久対策の経過（改訂版）』スモンの会全国連絡協議会．

Mintz,M., 1965, *The Therapeutic Nightmare*, Boston: Houghton Mifflin.（=1968，佐久間昭・平沢正夫訳『治療の悪夢〈上〉――薬をめぐる闘い』東京大学出版会 ;=1968，佐久間昭・平沢正夫訳『治療の悪夢〈下〉――薬をめぐる闘い 』東京大学出版会.）
三宅健太郎, 1967,「【大衆保健薬の後退をどうみるか】“上薬”を多くし“下薬”を除け」『医薬ジャーナル』3（8）: 30-32.
宮木高明，1957，「くすりの知識　トランキライザー――鎮静剤だが催眠薬とはちがう」『読売新聞』6 月 10 日朝刊，6 面.
宮木高明・緒方安雄・安達義幸・和田実枝子，1960，「クスリの綜合診察」『婦人公論』45（2）: 243-251.
宮本真左彦，1981，『サリドマイド禍の人びと――重い歳月のなかから』筑摩書房.
宮田親平，1981，『田辺製薬の「抵抗」』文芸春秋.
水野肇，1967，「文春 PR シリーズ・トップ製品　アリナミン A――きょうも探求されている健康への薬」『週刊文春』3 月 20 日号 : 69-87.
中村春香・成田健一, 2011,「『嗜癖』とは何か――その現代的意義を歴史的経緯から探る」『人文論究』60（4）: 37-54.
中村圭二・G.Zbinden・L.O.Randall, 1971,『向精神薬の薬理――トランキライザーのすべて』朝倉書店.
『日本』編集部，1961，「都会人のアクセサリー保健薬」『日本』6: 150-152.
NPO 法人科学映像館を支える会，2021，「限りなき創造――若さをつくる人々」，科学映像館ホームページ，（2021 年 11 月 19 日取得，http://www.kagakueizo.org/create/tokyo-sinema/3890/）
小川定男・浜六郎，1976，『クスリへの告発状――誰が薬を毒にしたか』エール出版社.
小此木啓吾，1970，「健康　春先に多いノイローゼ」『読売新聞』4 月 3 日朝刊，23 面.
小此木啓吾，1971，「医事相談室　人と会うとき顔がこわばる」『読売新聞』11 月 21 日朝刊，23 面.
奥村二吉・池田久男, 1959,「禁断時痙攣発作を来たした慢性メプロバメート中毒症」『日本医事新報』1844: 26-28.
大木幸介，1973，『人間を考えた薬の話』講談社.
大熊由紀子，1970，「叱られた薬事審議会長――衆院決算委傍聴記」『朝日ジャーナル』12（23）: 4-6.
大西定夫，1966，「くすりの知識　ノイローゼの薬」『読売新聞』6 月 5 日朝刊，19 面.
太田秀，1979，『くすりの常識』大月書店.
小田部学，1960，「医薬品の広告とその規制（4）」『月刊薬事』2（2）: 11-12.
Robinson,L., 1959, “Happy Pills for Animals,” *Coronet*, 46: 165-166.
坂本久直・高野哲夫編著，1975，『裁かれる製薬企業――第 2・第 3 のスモンを許すな』汐文社.
佐久間昭，1964a，『薬の効用――薬を正しく使うための薬理学』講談社.
佐久間昭，1965，『薬効のうらづけ――薬理学ノート』東京大学出版会.

栗岡幹英，1986a，「薬害被害者の意味世界の諸相」宝月誠編『薬害の社会学――薬と人間のアイロニー』世界思想社，58-96.
栗岡幹英，1986b，「薬害における逸脱と裁判」宝月誠編『薬害の社会学――薬と人間のアイロニー』世界思想社，188-212.
栗岡幹英，1993，『役割行為の社会学』世界思想社.
黒住清，1969，「【特集・日本の薬事制度】 医薬品製造承認制度」『医薬ジャーナル』5（1）：32-36.
『暮しの手帖』編集部，1956，「綜合ビタミン剤という薬」『暮しの手帖』4（36）：135-142.
『薬のひろば』編集部，1971，「アリナミンの真実をいまこそ」『薬のひろば』3: 3-9.
薬を監視する国民運動の会，1970，「『薬を監視する国民運動の会』趣意書」『医薬ジャーナル』6（12）：84.
黒田浩一郎，2003，「我々の社会は「健康至上主義」の社会か（1）――序説」『龍谷大学社会学部紀要』23: 1-17.
黒田浩一郎，2004，「我々の社会は「健康至上主義」の社会か（2）――既存研究のレビュー」『龍谷大学社会学部紀要』24: 11-35.
桑原章吾，1970，「特集　おそるべし大衆保健薬（1）　保健薬の認可に問題はないか」『人と日本』3（10）：43-51.
増山元三郎編，1971，『サリドマイド――科学者の証言』東京大学出版会.
松枝亜希子，2010，「トランキライザーの流行――市販向精神薬の規制の論拠と経過」『Core Ethics』6: 385-399.
松枝亜希子，2013，「1960-70年代の保健薬批判―高橋晄正らの批判を中心に」『Core Ethics』9: 211-220.
松枝亜希子，2014，「高橋晄正の薬効の科学的検証と『薬のひろば』の活動」『Core Ethics』10: 251-259.
松枝亜希子，2020，「保健を目的にした医薬品が普及した当初の社会的位置づけの再検証」『Core Ethics』16: 169-180.
松山圭子，1995，「製薬産業」黒田浩一郎編『現代医療の社会学――日本の現状と課題』世界思想社，123-145.
松山圭子，2015，「医薬品産業」中川輝彦・黒田浩一郎編『〔新版〕現代医療の社会学――日本の現状と課題』世界思想社，136-160.
Medawar,C.and A.Hardon, 2004, *Medicines out of control?*, Amsterdam: Aksant Academic Publishers.（=2005，吉田篤夫・浜六郎・別府宏圀訳『暴走するクスリ？――抗うつ剤と善意の陰謀』医薬ビジランスセンター.）
美馬達哉，1998，「軍国主義時代――福祉国家の起源」佐藤純一・黒田浩一郎編『医療神話の社会学』世界思想社，103-126.

加藤威二，1970，「特集　おそるべし大衆保健薬（1）　医《マ》療保《マ》健制度のひずみ」『人と日本』3（10）：60-66.
川合仁，1972，「【資料】メプロバメート製剤発売中止に関する要望書」『薬のひろば』8: 72-77.
川上美由紀，1981，『わたしは負けない――サリドマイド少女のひたむきな青春』角川書店（角川文庫）.
川上恒雄，2010，「松下幸之助の健康観――病の経験と世界観をつなぐもの」『論叢　松下幸之助』15: 63-77.
川俣修壽，2010，『サリドマイド事件全史』緑風出版.
川俣修壽編，2016，『サリドマイド事件日誌』（全4巻）緑風出版.
川西正佑，2017，「1章総論　1薬害の歴史的変遷　Ⅰ薬害とは」川西正佑・小野秀樹・賀川義之編『みてわかる薬学　図解　薬害・副作用学　改訂2版』南山堂，2-7.
川崎近太郎，1967，「大衆保健薬の後退をどうみるか　結局は大衆の自覚で左右される」『医薬ジャーナル』3（8）：28-29.
風祭元，2006，「日本近代向精神薬療法史（4）――最初のトランキライザー・メプロバメートとその後のataractica」『臨床精神医学』35（4）：425-431.
風祭元，2008，「リタリン（塩酸メチルフェニデート）依存症と対策」『日本医事新報』4386: 62-67.
北澤一利，2004，「栄養ドリンクと日本人の心」栗山茂久・北澤一利編『近代日本の身体感覚』青弓社，291-330.
厚生省，1959，昭和34年3月5日保険発第30号（新たに薬価基準に収載された医薬品等の使用について）.
厚生省，1961a，昭和36年2月1日厚生省告示第17号（薬事法第49条第1項の規定に基づき医薬品を指定する等の件）.
厚生省，1961b，昭和36年2月1日厚生省告示第18号（薬事法第50条第8号の規定に基づき習慣性がある医薬品を指定する等の件）.
厚生省，1967，昭和42年9月13日薬発第645号（医薬品の製造承認等に関する基本方針について）.
厚生省，1971a，昭和46年12月16日薬発第1179号（医薬品再評価の実施について）.
厚生省，1971b，昭和46年12月27日厚生省告示第408号（薬事法第49条第1項の規定に基づき医薬品を指定する等の件の一部を改正する件）.
厚生省五十年史編集委員会編，1988，『厚生省五十年史（記述篇）』財団法人厚生問題研究所.
厚生省特定疾患スモン調査研究班，1977，『厚生省特定疾患スモン調査研究班　昭和51年度研究業績』.
厚生省薬務局編，1982，『逐条解説薬事法』ぎょうせい.
Kramer,P.D., 1993, *Listening to Prozac*, New York: Viking Penguin Inc.（=1997，渋谷直樹監修，掘たほ子訳『驚異の脳内薬品――鬱に勝つ「超」特効薬』同朋舎.）

『医薬ジャーナル』編集部，1968d，「縮小ムードの大衆薬広告」『医薬ジャーナル』4（8）：34-36.
『医薬ジャーナル』編集部，1969a，「展望　小売薬業　要指示薬問題等で見解」『医薬ジャーナル』5（2）：25.
『医薬ジャーナル』編集部，1969b，「大衆薬規制をめぐる攻防戦」『医薬ジャーナル』5（5）：35-39.
『医薬ジャーナル』編集部，1970a，「回顧・医薬界1960年代――激動した10年間への史的展望」『医薬ジャーナル』6（1）：80-109.
『医薬ジャーナル』編集部，1970b，「転換を迫られる大衆薬のあり方」『医薬ジャーナル』6（9）：38-46.
『医薬ジャーナル』編集部，1971a，「大衆薬市場と再販制度（上）――再販弊害規制をめぐって」『医薬ジャーナル』7（6）：52-59.
『医薬ジャーナル』編集部，1971b，「大衆薬市場と再販制度（下）――医薬品再販の現状と今後」『医薬ジャーナル』7（9）：46-54.
『医薬ジャーナル』編集部，1972a，「展望　薬効再評価　精神神経用剤など三剤」『医薬ジャーナル』8（2）：35.
『医薬ジャーナル』編集部，1972b，「展望　行政　開局薬剤師が強い反発　精神安定剤等要指示薬指定」『医薬ジャーナル』8（2）：31.
『医薬ジャーナル』編集部，1972c，「展望　要指示薬問題　指定拡大を各団体批判　告示撤回等小売の動き活発」『医薬ジャーナル』8（3）：33.
『医薬ジャーナル』編集部，1972d，「展望　製薬　大衆保健薬大きく減産　46年の生産額一兆六百億円」『医薬ジャーナル』8（7）：45.
伊沢凡人編，1967，『薬毒論――その恐るべき実態を告発する』潮文社.
泉博，1996，『空前の薬害訴訟――「スモンの教訓」から何を学ぶか』丸ノ内出版.
実川悠太編・羽賀しげ子・小林茂，1990，『グラフィック・ドキュメントスモン』日本評論社.
亀山忠典編，1977，『薬害スモン』大月書店.
Kass,L.R.ed., 2003, *Beyond Therapy: Biotechnology and the Pursuit of Happiness: A Report of the President's Council on Bioethics*, New York: Dana Press.（=2005，倉持武監訳『治療を超えて――バイオテクノロジーと幸福の追求――大統領生命倫理評議会報告書』青木書店.）
片平洌彦，1977，「スモン問題の歴史」亀山忠典編『薬害スモン』大月書店：12-76.
片平洌彦，1981，「スモン問題の歴史」スモンの会全国連絡協議会編『薬害スモン全史』労働旬報社，6-31.
片平洌彦，1994，『構造薬害』農山漁村文化協会.
片平洌彦，1995，『ノーモア薬害――薬害の歴史に学ぶ』桐書房.
片平洌彦，1997，『ノーモア薬害――薬害の歴史に学び、その根絶を　増補改訂版』桐書房.
加藤克彦，1959，「健保採用の医薬品使用制限」『月刊薬事』1（2）：13-16.

72-77.
池田良雄，1968,「薬害からみた戦後の流れ――薬害における二つの性格」『医薬ジャーナル』4 (1)：14-20.
稲垣尚起，1969,「向精神剤取扱いの海外事情」『月刊薬事』11 (7)：139-141.
一般社団法人北多摩薬剤師会，2021,「昔はこんな薬もありました2――市販されていた覚せい剤等」一般社団法人北多摩薬剤師会ホームページ，(2021年11月19日取得，http://www.tpa-kitatama.jp/museum/museum_03.html).
石川達三，1961,「四十八歳の抵抗」『長編小説全集10　石川達三集』講談社，3-188.
石坂哲夫，1957,「くすりの知識　寝つきの悪い人――催眠薬より生活の改善」『読売新聞』8月20日朝刊，5面.
石坂哲夫，1966a,「くすりの知識　頭痛薬」『読売新聞』8月28日朝刊，19面.
石坂哲夫，1966b,「くすりの知識　精神安定剤」『読売新聞』10月9日朝刊，19面.
石坂哲夫，1966c,「くすりの知識　冷え症の治療には」『読売新聞』11月27日朝刊，24面.
伊藤公雄，1986,「日本人とクスリ」宝月誠編『薬害の社会学――薬と人間のアイロニー』世界思想社，12-57.
『医薬ジャーナル』編集部，1965a,「武田が制度品にふみきるとき」『医薬ジャーナル』11: 22-24.
『医薬ジャーナル』編集部，1965b,「アンプル禍に鳴動した10ヶ月」『医薬ジャーナル』12: 8-12.
『医薬ジャーナル』編集部，1966a,「その1　大衆薬市場　攻防　複合時代に入った活性B1」『医薬ジャーナル』2 (1)：20-25.
『医薬ジャーナル』編集部，1966b,「医薬品広告自粛の二つの側面」『医薬ジャーナル』2 (5)：8-11.
『医薬ジャーナル』編集部，1966c,「波紋なげかけた医薬品広告自粛――行政指導は是か非か」『医薬ジャーナル』2 (5)：12-19.
『医薬ジャーナル』編集部，1966d,「夏市場の焦点　複合活性B1剤」『医薬ジャーナル』2 (7)：32-34.
『医薬ジャーナル』編集部，1967a,「医薬品業界の現状（昭和42年1月厚生省薬務局企業課調査）」『医薬ジャーナル』3 (3)：95-101.
『医薬ジャーナル』編集部，1967b,「薬務行政の新たな展開――医薬品市場の大整理にもつながるか」『医薬ジャーナル』3 (12)：14-20.
『医薬ジャーナル』編集部，1968a,「【特集…戦後医薬品の史的諸問題　Ⅳ】アンプル剤・ドリンク剤驚異的な高度成長の先鋒」『医薬ジャーナル』4 (1)：36-41.
『医薬ジャーナル』編集部，1968b,「日本医師会、製薬会社を非難!!――動揺する製造基本方針」『医薬ジャーナル』4 (7)：32-35.
『医薬ジャーナル』編集部，1968c,「大衆薬のゆくえ――あいつぐ規制をめぐって」『医薬ジャーナル』4 (8)：32-33.

Hansson,O., 1989, *Inside Ciba-Geigy*, London: International Organization of Consumers Unions.（=1989, 斉藤正美訳『チバガイギーの内幕――薬害の構造』青木書店.）
橋爪檳榔子, 1962,「精神安定剤の功罪」『読売新聞』2月6日夕刊, 5面.
Healy,D.,1 997, *The Antidepressant Era, Cambridge:* President and Fellows of Harvard College.（=2004, 林健郎・田島治訳『抗うつ薬の時代――うつ病治療薬の光と影』星和書店.）
Healy,D., 2003, *Let Them Eat Prozac: The Unhealthy Relationship between the Pharmaceutical Industry and Dpression,* Toronto: James Lorimer and Company.（=2005, 田島治監修, 谷垣暁美訳『抗うつ薬の功罪――SSRI 論争と訴訟』みすず書房.）
日野健, 1970,『クスリを告発する――我々の生命を脅かす者は誰か』エール出版社.
日野貞雄, 1957,「くすりの知識　胃弱には二通り――治療法も全く反対のことが多い」『読売新聞』7月24日朝刊, 6面.
平林敏彦, 1980,「医薬品再評価結果その17について」『月刊薬事』22（10）: 1879-1882.
平沢正夫, 1965,『あざらしっ子――薬禍はこうしてあなたを襲う』三一書房.
平沢正夫, 1970,「特集　おそるべし大衆保健薬（1）　国民をむしばむ一兆円産業」『人と日本』3(10): 23-33.
平沢正夫, 1971a,「新企業論②　武田薬品工業＜第二回＞『カンフル注射』の奇々怪々」『流動』3(10): 278-286.
平沢正夫, 1971b,『ママ、テレビを消して　サリドマイド――母と子の記録』祥伝社.
広瀬徹也, 1980,「薬物依存」風祭元編『心の病に効く薬』有斐閣, 209-221.
『人と日本』編集部, 1970,「特集　おそるべし大衆保健薬（1）　薬の効能検定は不可能か」『人と日本』3（10）: 67-78.
『人と日本』編集部, 1971,「特集　恐るべし大衆保健薬Ⅲ　奇跡の薬？　アリナミンへの疑問」『人と日本』4（10）: 94-103.
星三枝子, 1977,『春は残酷である――スモン患者の点字手記』毎日新聞社.
宝月誠, 1986a,「クスリと人間の生活」宝月誠編『薬害の社会学――薬と人間のアイロニー』世界思想社, 3-11.
宝月誠, 1986b,「製薬企業の世界――企業逸脱としての薬害の発生」宝月誠編『薬害の社会学――薬と人間のアイロニー』世界思想社, 97-142.
宝月誠編, 1986,『薬害の社会学――薬と人間のアイロニー』世界思想社.
本郷正武, 2021,「第10章　薬害と医療事故　1. 薬害の定義と歴史」松島哲久・宮島光志編『新版 薬学生のための医療倫理【コアカリ対応】』丸善出版, 134-135.
『評』編集部, 1957,「グロンサンの秘密」『評』4（10）: 3-10.
飯田進, 2003,『青い鳥はいなかった――薬害をめぐる一人の親のモノローグ』不二出版.
飯島伸子, 1973,「スモン患者の受けた社会的差別」『特定疾患スモン班保健社会学部会研究報告書』:

『月刊薬事』編集部, 1960,「ニューストピック商業　宙に浮いた広告自粛要綱」『月刊薬事』2 (10) : 14.
『月刊薬事』編集部, 1962,「36 年の医薬品生産状況」『月刊薬事』4 (8) : 79-83.
『月刊薬事』編集部, 1963a,「ニュースメモから　▽アンプル薬の販売自粛を要請」『月刊薬事』5 (4) : 15.
『月刊薬事』編集部, 1963b,「ニューストピック商業　復活した再販契約」『月刊薬事』5 (7) : 20.
『月刊薬事』編集部, 1963c,「ニュースメモから　▽ドリンクもの大繁盛」『月刊薬事』5 (8) : 18.
『月刊薬事』編集部, 1963d,「特集　薬禍問題の波紋——解決への意欲高まる」『月刊薬事』5 (9) : 10-15.
『月刊薬事』編集部, 1964a,「ニューストピック行政　医家向薬価に注目」『月刊薬事』6 (1) : 10.
『月刊薬事』編集部, 1964b,「ニュースメモから　▽新適正広告基準実施へ」『月刊薬事』6 (9) : 10.
『月刊薬事』編集部, 1965a,「ニューストピック行政　大衆薬排除へ　薬価基準に新方針」『月刊薬事』7 (2) : 166.
『月刊薬事』編集部, 1965b,「ニューストピック行政　脱皮を迫られる薬務行政」『月刊薬事』7 (4) : 450.
『月刊薬事』編集部, 1965c,「ニュースメモ　▽感冒アンプル製造中止」『月刊薬事』7 (5) : 612.
『月刊薬事』編集部, 1965d,「ニューストピック行政　かぜ薬の配伍・効能基準を設定」『月刊薬事』7 (6) : 750.
『月刊薬事』編集部, 1965e,「ニューストピック行政　衆院社労委」『月刊薬事』7 (7) : 894.
『月刊薬事』編集部, 1965f,「ニュースメモ　▽かぜ薬の取扱方針を通達」『月刊薬事』7 (7) : 894.
『月刊薬事』編集部, 1965g,「ニューストピック行政　安全性、血液対策が重点」『月刊薬事』7 (10) : 1340.
『月刊薬事』編集部, 1965h,「ニュースメモ　▽ 39 年の医薬品生産は四一九一億」『月刊薬事』7 (9) : 1194.
『月刊薬事』編集部, 1966,「ニューストピック行政　遂に国会へ登場」『月刊薬事』8 (4) : 442.
『月刊薬事』編集部, 1969a,「小売　業権縮小の不安？」『月刊薬事』11 (2) : 17.
『月刊薬事』編集部, 1969b,「小売　関心高まる要指示薬」『月刊薬事』11 (3) : 17.
『月刊薬事』編集部, 1972,「小売　“要指示薬”の反響」『月刊薬事』14 (6) : 27.
浜六郎, 1996,『薬害はなぜなくならないか——薬の安全のために』日本評論社.
浜六郎・別府宏圀・坂口啓子編, 1999,『くすりのチェックは命のチェック——第 1 回医薬ビジランスセミナー報告集』医薬ビジランスセンター JIP , 医薬品・治療研究会 TIP , 日本評論社（発売）.
Hansson,O., 1977, *De samvetslösa läkemedelsbolagen: om SMON-skandalen*, Göteborg: Zinderman（=1978, 柳沢由美子・ビヤネール多美子訳『スモン・スキャンダル——世界を蝕む製薬会社』朝日新聞社.）

文　献

阿部達夫，1974，「ビタミン B_1 剤の再評価」『月刊薬事』16 (10)，1621-1625.

アリナミン製薬株式会社，2021，「アリナミンの軌跡」，アリナミン製薬株式会社ホームページ，(2021 年 11 月 19 日取得，http://alinamin.jp/history/index.html).

安藤正秀と取材集団「R」，1982，『薬品業界・悪の構図』エール出版社.

Angell,M., 2004, *The Truth about the Drug Companies: How They Deceive Us and What to Do about it,* New York: Random House.（= 2005，栗原千絵子・斉尾武郎共監訳『ビッグ・ファーマ――製薬会社の真実』篠原出版新社.）

荒井良，1970，『貴（たかし）への手紙――サリドマイド児成長の記録』日本 YMCA 同盟出版部.

荒川慶治郎・鈴木昇・寺島俊雄・浜野吉彦・編集部，1968，「連載第十一回　小売薬業座談会　再販契約の規制を前にして――納得できないドリンク非課税の条件」『医薬ジャーナル』4 (3) : 54-61.

『朝日ジャーナル』編集部，1970，「文化ジャーナル　保健　広告規制以後の保健薬――薬効の科学的検定こそ本命」『朝日ジャーナル』8 月 2 日号 : 54.

淡路剛久，1981，『スモン事件と法』有斐閣.

独立行政法人医薬品医療機器総合機構，2021，「一般名　クロルジアゼポキシド」，独立行政法人医薬品医療機器総合機構ホームページ，(2021 年 11 月 19 日取得，http://www.pmda.go.jp/PmdaSearch/iyakuDetail/GeneralList/1124028B2).

江阪宏，1980，「大衆薬（一般用医薬品）を考える―その 12―　大衆薬の薬効別市場動向」『月刊薬事』22 (11) : 2137-2140.

越後和典，1970，「特集　おそるべし大衆保健薬 (1)　大衆薬とは効き目のうすい薬」『人と日本』3 (10): 53-59.

藤井基之，1974，「医薬品第二次再評価を終えて」『月刊薬事』16 (10) : 1641-1646.

藤木英雄・木田盈四郎編，1974，『薬品公害と裁判――サリドマイド事件の記録から』東京大学出版会.

Fukuyama,F., 2002, *Our Posthuman Future: Consequence of the Biotechnology Revolution,* New York: Farrar Straus and Giroux.（=2002，鈴木淑美訳『人間の終わり――バイオテクノロジーはなぜ危険か』ダイヤモンド社.）

舟橋聖一，1958，「芸者小夏」『現代長編小説全集 8　舟橋聖一集』大日本雄弁会講談社，318-444.

二場邦彦，1972a，「戦後の医薬品流通史 (1)」『医薬ジャーナル』8 (5) : 42-58.

二場邦彦，1972b，「戦後の医薬品流通史 (2)」『医薬ジャーナル』8 (6) : 40-54.

二場邦彦，1972c，「戦後の医薬品流通史 (3)」『医薬ジャーナル』8 (7) : 58-70.

二場邦彦，1972d，「戦後の医薬品流通史 (4)」『医薬ジャーナル』8 (8) : 48-61.

二場邦彦，1972e，「戦後の医薬品流通史（完）」『医薬ジャーナル』8 (9) : 44-54.

〈alphabet 順〉

〈や行〉

〈ら行〉

〈わ行〉

〈alphabet 順〉

■人名索引

〈あ行〉

〈な行〉

〈は行〉

〈ま行〉

〈た行〉

〈か行〉

〈さ行〉

索　引

■事項索引

〈あ行〉

本書のテキストデータを提供いたします

　本書をご購入いただいた方のうち、視覚障害、肢体不自由などの理由で書字へのアクセスが困難な方に本書のテキストデータを提供いたします。希望される方は、以下の方法にしたがってお申し込みください。

◎データの提供形式＝CD-R、メールによるファイル添付（メールアドレスをお知らせください）。

◎データの提供形式・お名前・ご住所を明記した用紙、返信用封筒、下の引換券（コピー不可）および200円切手（メールによるファイル添付をご希望の場合不要）を同封のうえ弊社までお送りください。

●本書内容の複製は点訳・音訳データなど視覚障害の方のための利用に限り認めます。内容の改変や流用、転載、その他営利を目的とした利用はお断りします。

◎あて先
〒160-0008
東京都新宿区四谷三栄町6-5 木原ビル303
生活書院編集部　テキストデータ係

キリトリ線

【引換券】
一九六〇年代のくすり

著者紹介

松枝亜希子（まつえだ　あきこ）

立命館大学生存学研究所客員協力研究員。2018 年、立命館大学大学院先端総合学術研究科修了（博士　学術）。
研究テーマは、一九五〇年代から一九七〇年代における国内の医薬品をめぐる議論の変遷など。

〈おもな論文〉
松枝亜希子，2021，「スモン訴訟における古賀照男訴訟の位置づけについて」立命館大学生存学研究所発行『立命館生存学研究』5: 21-31.
松枝亜希子，2020，「保健を目的にした医薬品が普及した当初の社会的位置づけの再検証」立命館大学大学院先端総合学術研究科発行『Core Ethics』16: 169-180.

一九六〇年代のくすり
――保健薬、アンプル剤・ドリンク剤、トランキライザー

発　行―――― 2022 年 3 月 10 日　初版第 1 刷発行
著　者―――― 松枝亜希子
発行者―――― 髙橋　淳
発行所―――― 株式会社　生活書院
〒 160-0008
東京都新宿区四谷三栄町 6-5 木原ビル 303
ＴＥＬ 03-3226-1203
ＦＡＸ 03-3226-1204
振替 00170-0-649766
http://www.seikatsushoin.com
印刷・製本―― 株式会社シナノ

Printed in Japan

ISBN 978-4-86500-137-2

定価はカバーに表示してあります。
乱丁・落丁本はお取り替えいたします。